高职高专护理专业实训教材

外科护理实训

主　编　葛　虹

副主编（以姓氏笔画为序）

钱立晶　高凤云　潘　淳

编　者（以姓氏笔画为序）

王锐锋（阜阳职业技术学院）

朱延玲（安徽医学高等专科学校）

杨　琴（安徽中医药高等专科学校）

赵久华（皖西卫生职业学院）

钱立晶（安庆医药高等专科学校）

高凤云（铜陵职业技术学院）

徐其林（宣城职业技术学院）

葛　虹（安徽医学高等专科学校）

潘　淳（安徽人口职业学院）

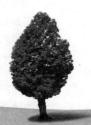

东南大学出版社
SOUTHEAST UNIVERSITY PRESS
·南京·

图书在版编目(CIP)数据

外科护理实训 / 葛虹主编. —南京：东南大学出版社,2014.1(2019.8 重印)

高职高专护理专业实训教材 / 王润霞主编

ISBN 978 - 7 - 5641 - 4632 - 0

Ⅰ.①外… Ⅱ.①葛… Ⅲ.①外科学-护理学-高等职业教育-教材 Ⅳ.①R473.6

中国版本图书馆 CIP 数据核字(2013)第 262913 号

外科护理实训

出版发行	东南大学出版社	
出 版 人	江建中	
社 址	南京市四牌楼 2 号	
邮 编	210096	
经 销	江苏省新华书店	
印 刷	丹阳兴华印务有限公司	
开 本	787 mm ×1 092 mm 1/16	
印 张	7.75	
字 数	196 千字	
版 次	2014 年 1 月第 1 版 2019 年 8 月第 5 次印刷	
书 号	ISBN 978 - 7 - 5641 - 4632 - 0	
定 价	18.00 元	

* 本社图书若有印装质量问题,请直接与营销部联系,电话:025—83791830。

高职高专护理专业实训教材编审委员会
成 员 名 单

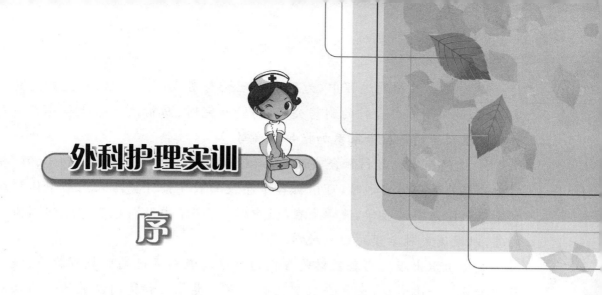

序

　　《教育部关于"十二五"职业教育教材建设的若干意见》(教职成〔2012〕9号)文中指出:"加强教材建设是提高职业教育人才培养质量的关键环节,职业教育教材是全面实施素质教育,按照德育为先、能力为重、全面发展、系统培养的要求,培养学生职业道德、职业技能、就业创业和继续学习能力的重要载体。加强教材建设是深化职业教育教学改革的有效途径,推进人才培养模式改革的重要条件,推动中高职协调发展的基础工程,对促进现代化职业教育体系建设、切实提高职业教育人才培养质量具有十分重要的作用。"按照教育部的指示精神,在安徽省教育厅的领导下,安徽省示范性高等职业技术院校合作委员会(A联盟)医药卫生类专业协作组组织全省10余所有关院校编写了《高职高专药学类实训系列教材》(共16本)和《高职高专护理类实训系列教材》(13本),旨在改革高职高专药学类专业和护理类专业人才培养模式,加强对学生实践能力和职业技能的培养,使学生毕业后能够很快地适应生产岗位和护理岗位的工作。

　　这两套实训教材的共同特点是:

　　1. 吸收了相关行业企业人员参加编写,体现行业发展要求,与职业标准和岗位要求对接,行业特点鲜明。

　　2. 根据生产企业典型产品的生产流程设计实验项目。每个项目的选取严格参照职业岗位标准,每个项目在实施过程中模拟职场化。护理专业实训分基础护理和专业护理,每项护理操作严格按照护理操作规程进行。

　　3. 每个项目以某一操作技术为核心,以基础技能和拓展技能为依托,整合教学内容,使内容编排有利于实施以项目导向为引领的实训教学改革,从而强化了学生的职业能力和自主学习能力。

4. 每本书在编写过程中,为了实现理论与实践有效地结合,使之更具有实践性,还邀请深度合作的制药公司、药物研究所、药物试验基地和具有丰富临床护理经验的行业专家参加指导和编写。

5. 这两套实训教材融合实训要求和岗位标准使之一体化,"教、学、做"相结合。在具体安排实训时,可根据各个学校的教学条件灵活采用书中体验式教学模式组织实训教学,使学生在"做中学",在"学中做";也可按照实训操作任务,以案例式教学模式组织教学。

成功组织出版这两套教材是我们通过编写教材促进高职教育改革、提高教学质量的一次尝试,也是安徽省高职教育分类管理和抱团发展的一项改革成果。我们相信通过这次教材的出版将会大大推动高职教育改革,提高实训质量,提高教师的实训水平。由于编写成套的实训教材是我们的首次尝试,一定存在许多不足之处,希望使用这两套实训教材的广大师生和读者给予批评指正,我们会根据读者的意见和行业发展的需要及时组织修订,不断提高教材质量。

在教材编写过程中,安徽省教育厅的领导给予了具体指导和帮助,A联盟成员各学校及其他兄弟院校、东南大学出版社都给予大力支持,在此一并表示诚挚的谢意。

安徽省示范性高等职业技术院校合作委员会
医药卫生协作组

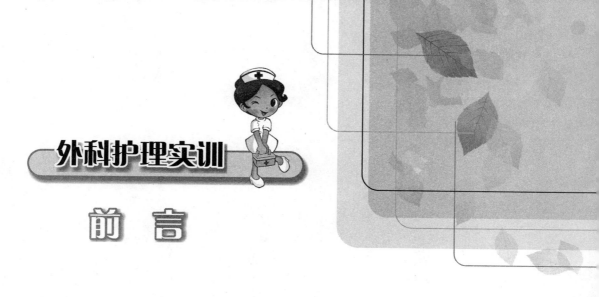

前　言

　　《外科护理实训指导》是东南大学出版社出版的"高职高专护理专业实训教材"之一。

　　本书由安徽省示范性高等职业院校合作委员会(简称"A联盟")8个学校(阜阳职业技术学院、安徽医学高等专科学校、安徽中医药高等专科学校、皖西卫生职业学院、安庆医药高等专科学校、铜陵职业技术学院、宣城职业技术学院、安徽人口职业学院)的护理教育者共同倾力编写,旨在实现开放办学、优势互补、互惠互利、资源共享的联盟宗旨。

　　高职高专是为社会培养高素质技能人才,本书本着以服务为宗旨、以就业为导向的高职高专教育理念,加强与护理行业、医院的联系,按照全国护士执业资格考试大纲标准,以高职高专护理专业学生职业能力培养为目标,凝练出外科护理常用技能,作为实训指导的编写内容。

　　本书编写有以下特点:①以外科护理岗位常用技能为重点,同时对接卫生部50项护理操作标准。内容涉及手术室护理技术、外科护理基本技术、普外科护理技术、脑外科护理技术、胸外科护理技术、泌尿外科护理技术、骨科护理技术。②每项实训技能内容编写包括四方面:实训目标、实训内容、考核标准、知识拓展。实训内容实施要点以临床护理工作真实图片,配合文字描述,活泼真实,便于学生理解掌握,保证了该本教材的实用性、行业性。考核标准关注对护生综合素质的评价。知识拓展是相关知识点的阐述,增加教材的趣味性、可读性,拓宽学生知识面。③在写法上力求文字通俗易懂,简明扼要,突出重点,既满足护理教学需要,同时对临床护理工作又具有借鉴和参考价值。

　　在此,我们真挚地感谢各位编写人员的辛勤付出,感谢东南大学出版社的编辑们为本书出版提供的指导、支持与帮助。因水平与时间有限,本书难免有疏漏与不当之处,恳请使用本书的师生给予批评指正。

编　者
2013 年 8 月 28 日

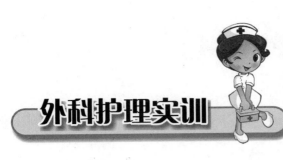

外科护理实训

目 录

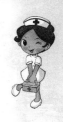

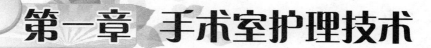

第一章 手术室护理技术

实训 1 手术人员无菌准备

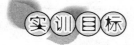

1. 掌握外科洗手、穿无菌手术衣、戴无菌手套等操作,能说出操作过程中的注意事项。

2. 树立牢固的无菌观念。

3. 培养严谨的工作态度。

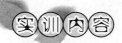

（一）手术人员无菌准备的目的

外科洗手可清除指甲、手、前臂的污物和暂居菌,将常居菌减少到最低程度,抑制微生物的快速再生。穿手术衣、戴手套可减少术中污染,预防患者手术后切口感染。

（二）操作准备

操作前准备:

1. 手术护士准备　取下手上饰物。修剪指甲,长度不超过指尖,除去甲下积垢。护士穿好洗手衣裤、鞋,戴帽子、口罩。手臂皮肤有破损或化脓性感染时,不得参加手术。

2. 用物准备　皂液,免冲洗手消毒液,无菌手刷、无菌纱球、无菌毛巾分别置于相应的无菌容器内,无菌手术衣,无菌手套。

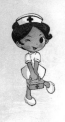

3. 环境准备　洗手间清洁、宽敞明亮；用物齐全、放置合理；水温、室温适宜。

（三）实施要点

操作流程	图　解
1. 护士穿好洗手衣裤、鞋，戴好帽子、口罩（图1-1-1）。 注意：①内衣不长于洗手衣，上衣扎入裤内，双袖卷至洗手衣内。②手术帽遮盖住头发，口罩遮住口鼻。	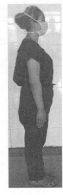 图1-1-1
2. 用流动水冲洗双手、前臂和上臂下1/3。	
3. 洗手　用无菌手刷蘸皂液交替刷洗双手、前臂和上臂下1/3，时间为3分钟（图1-1-2）；流动水冲洗双手、前臂和上臂下1/3；使用无菌巾擦干双手、前臂和上臂下1/3（图1-1-3）。 注意：①双手交替对称刷洗的顺序为：第一段：指尖→指缝→手掌→手背→腕部；第二段：前臂；第三段：肘部→上臂下1/3。②在整个洗手过程中应保持双手位于胸前并高于肘部，使水由手部流向肘部。③用无菌巾从手到肘擦干手臂，不可逆向。	 图1-1-2 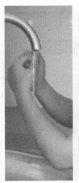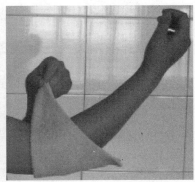 图1-1-3

操作流程	图　解
4. 消毒　取适量免冲洗手消毒剂涂抹至双手的每个部位、前臂和上臂下1/3,直至消毒剂干燥(图1-1-4)。 注意:①手消毒完毕保持拱手姿势。②不同患者的手术之间、手套破损或手被污染时,应重新进行手消毒。	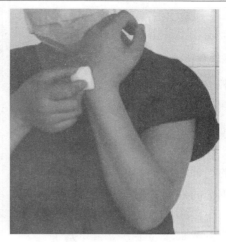 图 1-1-4
5. 穿无菌手术衣　提起衣领两角,使其正面朝前,将衣服展开(图1-1-5)。将手术衣向上抛起,两手伸入袖内,两臂前伸。巡回护士在穿衣者背后拉住衣领内面,协助将袖口向后拉,并系好衣领后带。两手交叉提起腰带向后传递,由巡回护士将腰带系好(图1-1-6)。 注意:①取手术衣时应一次整件拿起。②穿衣时,选择宽敞处,双手不能高举过头或伸向两侧。③未戴手套的手不能触及手术衣正面。④传递腰带时不能与巡回护士手相接触。	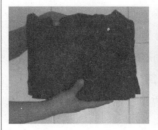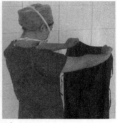 图 1-1-5 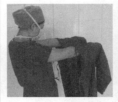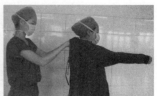 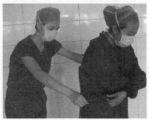 图 1-1-6

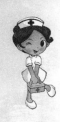

操作流程	图　解

6. 戴无菌手套　选择合适的手套，从手套袋中取出，左(右)手取手套反折部(手套内面)，戴好右(左)，已戴好手套的手插入另一只手套的反折面(手套外面)，戴另一只手套。将手套口压住手术衣袖口外面(图1-1-7)。

注意：①未戴手套的手只能接触手套的内面；同样，已戴手套的手只可接触手套的外面。②等待手术时，双手应拱手置于胸前或放置于胸部的衣袋里，切不可下垂或双手交叉置于腋下。

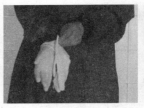
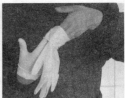
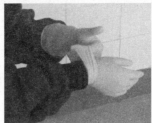

图 1-1-7

7. 脱手术衣　术后洗净手套上血迹，由巡回护士解开领口带及腰带。

(1) 他人协助脱衣法：巡回护士将手术衣自肩部向肘部翻转，然后再向手的方向拉下，即可脱下手术衣。此法可将手套一起脱掉(图1-1-8)。

(2) 自己脱手术衣法：左手抓住右肩手术衣脱下，使衣袖翻转向内，同样脱下左肩手术衣(图1-1-9)。将脱下的手术衣扔于污衣袋中。

注意：脱手术衣时使衣里外翻，保护手臂和洗手衣裤不被手术衣外面污染。

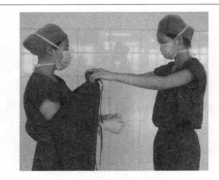

图 1-1-8

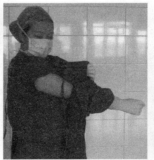
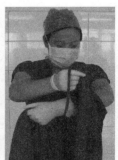

图 1-1-9

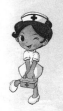

操作流程	图 解
8. 脱手套　右手抓住左手手套翻折部外面拉下，然后以左手手指插入右手手套内面将右手手套推下（图 1-1-10）。 注意：①在脱手套过程中手部不能接触手套外面以免污染。②摘除手套后，应用皂液清洁双手。	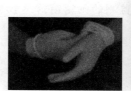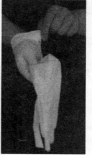 图 1-1-10

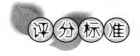

手术人员的无菌准备评分标准

班级：　　　　　　姓名：　　　　　　学号：　　　　　　得分：

项　目		分值	操作实施要点	得分及扣分依据
素质要求（5分）		5	取下手上饰物。修剪指甲，长度不超过指尖，除去甲下积垢	
操作过程	操作前准备（15分）	10	护士准备：穿洗手衣裤、鞋、戴帽子、口罩	
		4	物品准备：备齐用物（少备一种扣1分，扣完为止）	
		1	环境准备：环境清洁、宽敞明亮	
	操作中（70分）	2	用流动水冲洗双手、前臂和上臂下1/3	
		10	用无菌手刷蘸皂液交替刷洗双手，从指尖→指缝→手掌→手背→腕部→前臂→肘部→上臂下1/3，时间为3分钟	
		5	用流动水冲洗，手高于肘部，水从肘部流下	
		3	用无菌巾擦干双手	
		10	取适量免冲洗手消毒剂涂抹至双手的每个部位、前臂和上臂下1/3，直至消毒剂干燥	
		5	提起衣领两角，抖开手术衣	
		10	将手术衣向上抛起，两手伸入袖内，两臂前伸	
		5	两手交叉提起腰带向后传递，由巡回护士将腰带系好	
		5	选择合适的手套，从手套袋中取出	
		10	左（右）手取手套反折部（手套内面），戴好右（左）手，已戴好手套的手插入另一只手套的反折面（手套外面），戴另一只手套	
		5	将手套口压住手术衣袖口外面	
评价（5分）		5	动作顺序正确、熟练，符合无菌操作原则	
提问（5分）		5	回答手术人员的无菌准备相关问题	
总分				

监考教师：　　　　　　　　　　考核时间：

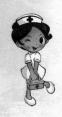
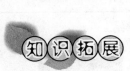

外科手消毒效果

外科手消毒后,监测的细菌菌落总数应$\leqslant 5$ cfu/cm^2。

（钱立晶）

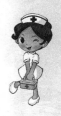

实训 2　患者手术体位安放

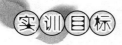

1. 能正确安放常用手术体位。
2. 能说出手术体位安放过程中的注意事项和各种体位的适用范围。
3. 操作中体现出对患者的关爱。

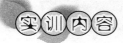

（一）患者手术体位安放目的

1. 充分暴露手术部位，减少创伤，缩短手术时间。
2. 最大限度保证患者舒适和安全。

（二）操作准备

1. 操作前评估：了解患者的病变部位、手术方式；评估患者麻醉后对安放手术体位的配合程度；评估患者全身皮肤状况、意识状态、管路情况；评估移动患者体位对麻醉产生的影响。

2. 操作前准备

（1）巡回护士准备：着装整洁，修剪指甲，洗手，戴帽子、口罩。

（2）患者准备：巡回护士核对患者，解释体位安放目的，充分暴露手术区域，适当遮盖患者，注意保暖。

（3）用物准备：万能手术床及其配件，小枕头数个，根据手术方式准备相应的支架、软垫、约束带。

（4）环境准备：安静整洁、光线充足；温、湿度适宜。

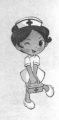

（三）实施要点

操作流程	图　解
1. 巡回护士核对患者科别、姓名、性别、年龄、住院号、手术方式、麻醉方式、手术部位、手术同意书、麻醉同意书等。	
2. 解释手术体位安放目的(以水平仰卧位为例)。	
3. 充分暴露手术区域(图1-2-1)。	 图1-2-1
4. 患者仰卧,头部、腘窝、足跟部垫软枕(图1-2-2)。 注意:稳定托垫肢体及关节,使其不悬空。	 图1-2-2
5. 两臂用中单固定于体侧,膝部用约束带固定(图1-2-3)。 注意:①妥善固定,避免血管、神经受压。②保持患者呼吸和血液循环通畅,保持输液通畅及术中方便的给药途径。	 图1-2-3
6. 清理用物,分类放置。	

【附】常见手术体位

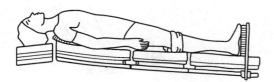

图 1-2-4 颈仰卧位

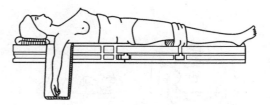

图 1-2-5 乳房手术仰卧位

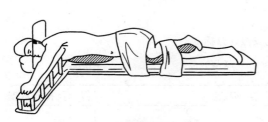

图 1-2-6 胸部手术侧卧位

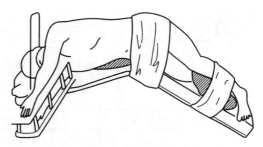

图 1-2-7 肾手术侧卧位

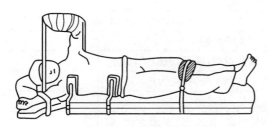

图 1-2-8 半侧卧位

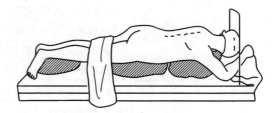

图 1-2-9 俯卧位

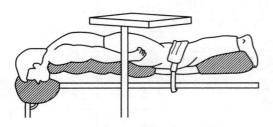

图 1-2-10 颈椎手术俯卧位

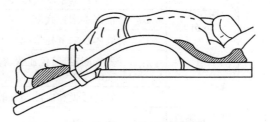

图 1-2-11 腰椎手术俯卧位

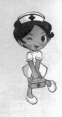

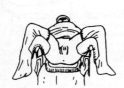 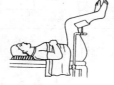

图 1-2-12　膀胱截石位

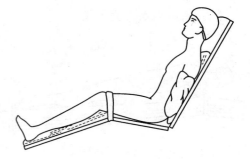

图 1-2-13　半坐卧位

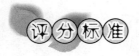

患者手术体位的安放评分标准

班级：　　　　　　姓名：　　　　　　学号：　　　　　　得分：

项　目	分值	操作实施要点	得分及扣分依据
素质要求 （10分）	4	仪表端庄，服装整洁	
	6	沟通技巧：表情自然、语言亲切、流畅、通俗易懂，能完整体现护理要求及对患者的关爱	
评估与指导 （10分）	3	了解患者的病变部位、手术方式	
	4	评估患者麻醉后对安放手术体位的配合程度	
	3	评估移动患者体位对麻醉产生的影响	
操作过程	操作前准备 （10分）	4	巡回护士准备：着装整洁，修剪指甲，洗手，戴帽子、口罩	
		5	物品准备：备齐用物（少备一种扣1分，扣完为止）	
		1	环境准备：环境清洁、光线充足、温暖舒适	
	操作中 （55分）	10	核对患者科别、姓名、性别、年龄、住院号、手术方式、麻醉方式、手术部位、手术同意书、麻醉同意书等	
		5	解释	
		5	充分暴露手术区域，同时减少不必要的裸露	
		10	根据手术方式、手术部位给患者安放手术体位	
		10	肢体及关节托垫稳妥，不悬空	
		10	妥善固定，避免血管、神经受压，肌肉扭伤及压疮等并发症的发生	
		5	保持呼吸和血液循环的通畅	
	操作后整理 （5分）	5	清理用物，分类放置	
评价（5分）	5	充分暴露手术野；患者安全舒适	
提问（5分）	5	回答手术体位安放的相关问题	
总分			

监考教师：　　　　　　　　　　考核时间：

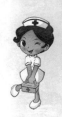

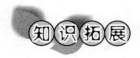

手术安全核查制度

2010 年 3 月卫生部颁布了《手术安全核查制度》,要求由具有执业资质的手术医师、麻醉医师和手术室护士"三方"(简称"三方"),分别在麻醉实施前、手术开始前和患者离开手术室前,共同对患者身份和手术部位等内容进行核查工作,并认真填写《手术安全核查表》,以确保患者的安全。

(钱立晶)

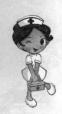

实训 3　手术区铺单法与手术器械的识别传递

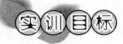

1. 能正确配合铺放手术无菌巾单。
2. 能正确辨认和熟练传递常用手术器械。
3. 能说出各种手术无菌巾的作用及铺放要求。

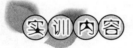

（一）手术区铺单法与手术器械的识别传递目的

1. 保持手术区域的无菌状态。
2. 正确识别器械，及时准确传递手术器械，确保手术顺利进行。

（二）操作准备

1. 操作前评估　了解患者手术方式。

2. 操作前准备

（1）手术人员准备：器械护士戴帽子、口罩，外科手消毒，穿手术衣、戴手套；巡回护士安置患者合适的手术体位，充分暴露手术部位；手术医生（第一助手）外科手消毒。

（2）用物准备：模型人、万能手术床、手术器械包、手术敷料包、手术衣包、手套包。

（3）环境准备：安静、清洁、舒适、明亮；温、湿度适宜。

（三）实施要点

操作流程	图　解
1. 巡回护士打开无菌敷料包和器械包。	

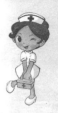

操作流程	图　解
2.铺手术巾　器械护士传递4块手术巾给手术医生,每块的一边折叠1/4,前3块折边朝向医生,第4块朝向护士。先铺切口对侧或相对不洁区,最后铺近侧(图1-3-1)。器械护士取4把巾钳,递给医生,固定手术巾的4个交角(图1-3-2)。 注意:①手术医生的手和手臂消毒后,在未穿手术衣和未戴手套前,先行患者皮肤消毒,再与器械护士配合铺手术巾。②医生接手术巾时,未戴手套的手不得触及器械护士已戴手套的手。③已铺好的手术巾不得随意移动,如果必须移动少许,只能由手术区向外移动。	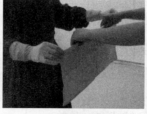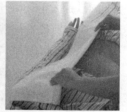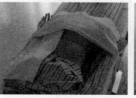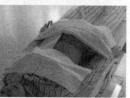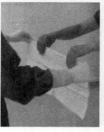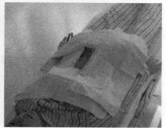 图1-3-1 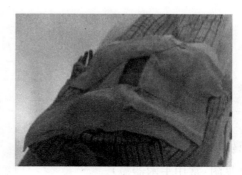 图1-3-2
3.铺中单　由器械护士传递中单,铺置切口上、下端中单(图1-3-3)。	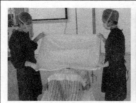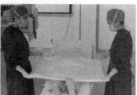 图1-3-3

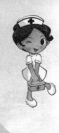

操作流程	图　解
4．铺大单　将开口对准切口部位，短端向着头部、长端向着下肢。先展开上端，盖住麻醉架，再展开下端(图1-3-4)。 注意：①铺好手术巾后，手术医生重新消毒手和手臂，穿手术衣、戴手套后，铺中单和大单；②铺中单、大单时，医生和护士的手均不可低于手术台平面，也不可接触未消毒的物品。	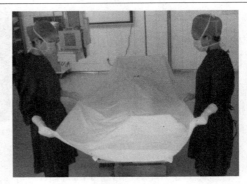 图1-3-4
5．整理手术器械　将器械按使用先后分类排列整齐(图1-3-5)。	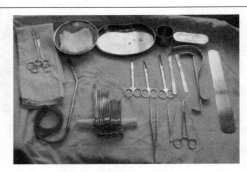 图1-3-5
6．识别各种常用手术器械　切割类，钳夹类，缝合类，止血类，牵拉类，其他(见附：常用手术器械)。	

操作流程	图　解
7. 正确配合、传递常用手术器械装卸刀片,手术刀的传递(图1-3-6);穿针带线,持针器传递(图1-3-7)及其他器械传递(图1-3-8)。 注意:①在术中传递器械时,注意不可把尖端对准他人,避免损伤他人。②持针器的开口端的前1/3夹住针后1/3处,缝线的1/3拉过针孔后,合并缝线将线卡进持针器尖缝中。③拉钩浸湿后才能使用,防止拉钩面磨损组织。	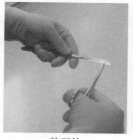 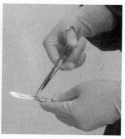 装刀片　　　　　卸刀片 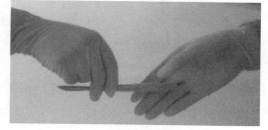 手术刀的传递 图 1 - 3 - 6 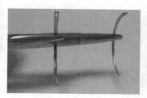 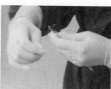 穿针带线 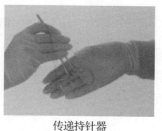 传递持针器 图 1 - 3 - 7 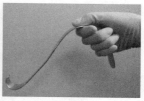 传递血管钳　传递镊子　　传递拉钩 图 1 - 3 - 8

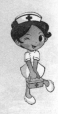

【附】常用手术器械

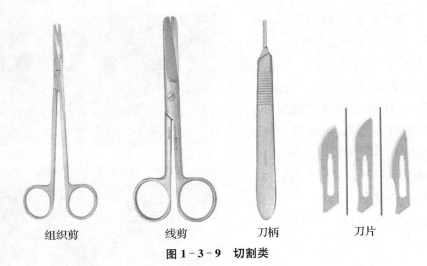

组织剪　　　　线剪　　　　刀柄　　　　刀片

图 1 - 3 - 9　切割类

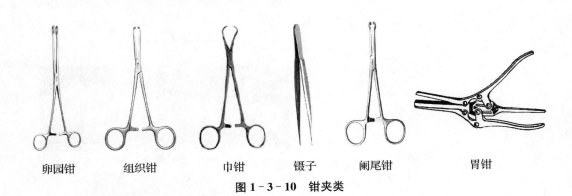

卵园钳　　　组织钳　　　巾钳　　　镊子　　　阑尾钳　　　　胃钳

图 1 - 3 - 10　钳夹类

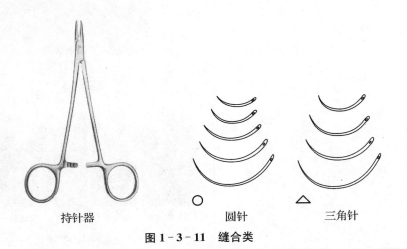

持针器　　　　　　圆针　　　　　三角针

图 1 - 3 - 11　缝合类

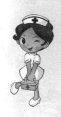

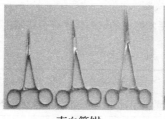

直血管钳　　　　　弯血管钳

图 1 - 3 - 12　止血类

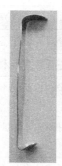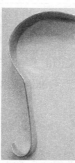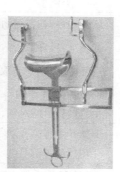

甲状腺拉钩　　　　S 形拉钩　　　　腹壁自动拉钩

图 1 - 3 - 13　牵拉类

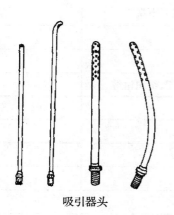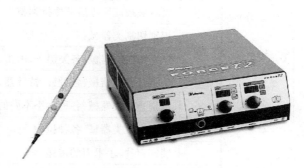

吸引器头　　　　　　　　　　　　电刀

图 1 - 3 - 14　其他手术器械

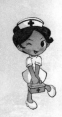

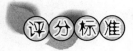

手术区铺单法与手术器械的识别传递评分标准

班级：　　　　　　姓名：　　　　　　学号：　　　　　　得分：

项　目	分值	操作实施要点	得分及扣分依据
素质要求(5分)	5	取下手上饰物。修剪指甲,长度不超过指尖,除去甲下积垢	
评估(5分)	5	了解患者手术方式	
操作过程 操作前准备(10分)	4	器械护士:戴帽子、口罩,外科手消毒,穿手术衣,戴手套;手术医生(第一助手)外科手消毒	
	3	物品准备:备齐用物(少备一种扣1分,扣完为止)	
	1	环境准备:环境清洁,光线充足,温暖舒适	
	2	巡回护士安置患者取合适的手术体位,充分暴露手术部位	
操作中(70分)	10	器械护士传递前3块手术巾给手术医生,折边向着医生。铺切口的对侧、上方及下方	
	5	器械护士将第4块手术巾递给医生,折边向着护士,盖住切口的近侧	
	5	器械护士取4把巾钳,递给医生,固定手术巾的4个交角	
	5	器械护士传递中单,铺置切口上、下端中单	
	5	将剖腹单的开口对准切口部位,短端向着头部、长端向着下肢。先展开上端,盖住麻醉架,再展开下端	
	10	将器械按使用先后顺序排列整齐	
	4	识别切割类器械:刀、剪	
	4	识别钳夹类器械:各类镊子、巾钳、海绵钳、组织钳等	
	4	识别缝合类器械:各种针、持针器、缝线	
	4	识别止血类器械:各种大小不同的血管钳	
	4	识别牵拉类器械:各种拉钩	
	5	装卸刀片,手术刀的传递	
	5	穿针带线,持针钳传递	
评价(5分)	5	严格遵守无菌原则;正确辨认手术器械	
提问(5分)	5	器械护士、巡回护士职责;手术中的无菌原则;常用器械的用途等(选一内容提问)	
总分			

监考教师：　　　　　　　　　　　考核时间：

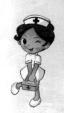

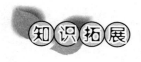

手术后器械的处理

普通器械的处理：手术用器械多为不锈钢制成，术后用洗涤剂溶液浸泡擦洗，去除器械上的血迹和油垢，再用流水冲净。洗净的器械放烤箱内烘烤干后涂上液体石蜡油保护，特别是轴节部位，然后分类存放于器械柜内。手术前根据需要挑选并检查器械功能的完好性，打包后进行灭菌再待用。

腔镜类器械的处理：手术结束后立即用含酶溶液擦洗抽吸清洁液至内镜管道中，按要求清洁气道和水道。用清洁刷反复刷洗整个吸引管道系统至无碎屑，流水冲净内镜及拆下附件，用压缩空气吹干所有管腔，垂直悬挂。

（钱立晶）

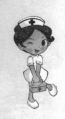

第二章 外科护理基本技术

实训 1　手术区皮肤准备（备皮）

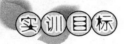

1. 能说出备皮的目的及其护理要点。
2. 能正确进行手术区皮肤准备。
3. 操作中体现出对患者的关爱。

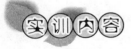

（一）备皮目的

1. 清洁皮肤，剔除切口周围毛发，预防切口感染。
2. 便于手术操作及切口缝合。

（二）操作准备

1. 操作前评估与指导　评估患者年龄、病情、治疗方案及拟采取手术的部位；观察患者手术区皮肤是否完整，有无破裂、皮疹、灼伤、感染等；了解患者的心理状态及合作程度。

2. 操作前准备

（1）护士准备：着装整洁，修剪指甲，洗手，戴口罩、帽子。

（2）患者准备：做好心理护理，帮助患者取合适卧位，必要时使用屏风遮挡。

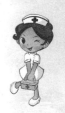

（3）用物准备：方盘内放置备皮刀 1 把、弯盘 1 个、海绵刷 1 个、治疗碗（内盛肥皂液），橡胶单及治疗巾，毛巾，棉签，纱布，手电筒，脸盆（内盛热水）；腹部手术还应准备汽油或乙醚；骨科手术还应准备软毛刷、70％乙醇、无菌巾、绷带。

（4）环境准备：病室安静整洁、光线充足；温、湿度适宜；关闭门窗或使用屏风，适当遮掩患者。

（三）实施要点

操作流程	图　解
1. 护士携用物（图 2-1-1）来到患者床前。	图 2-1-1
2. 核对床号姓名，做好解释并取得患者配合，协助患者取舒适卧位，围屏风保护患者隐私。	
3. 在备皮范围下铺橡胶单及治疗巾，暴露备皮部位。 注意：注意备皮部位保暖和照明。	
4. 用海绵毛刷蘸取肥皂液涂擦备皮区域（图 2-1-2），一手绷紧皮肤，一手持备皮刀，分区剃净毛发（图 2-1-3）；用纱布或毛巾浸热水洗去局部毛发和肥皂液。	图 2-1-2

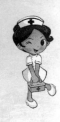

操作流程	图　解
注意:①备皮范围应至少包括手术切口周围 15 cm 的区域。②备皮时应绷紧皮肤,刀架与皮肤成 45°角顺着毛发方向剃净毛发,避免损伤毛囊。③腹部手术者用棉签蘸取汽油或乙醚清除脐部污垢和油脂(图 2-1-4);四肢手术者,入院后每日用温水浸泡手足 20 分钟,并用肥皂水刷洗,剪去指甲;骨科手术者以 70%乙醇消毒手术野皮肤,用无菌巾包扎。④操作过程中注意动作轻柔,避免刮伤。	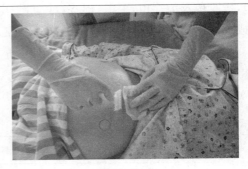 图 2-1-3 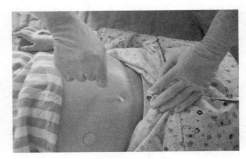 图 2-1-4
5. 用手电筒照射,检查毛发是否剃净(图 2-1-5);观察皮肤有无割痕或裂缝、皮疹及发红等异常情况。 　　注意:一旦发现皮肤异常情况,应详细记录并通知医生。	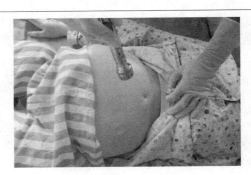 图 2-1-5
6. 撤去橡胶单及治疗巾,协助患者取舒适体位。处理用物,做好记录。	

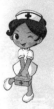

【附】常见手术备皮范围

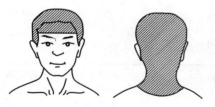

颅脑手术

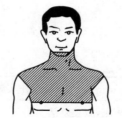

颈部手术

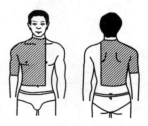

胸部手术

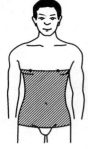

上腹部手术

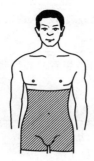

下腹部手术

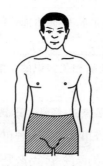

腹股沟和阴囊部手术

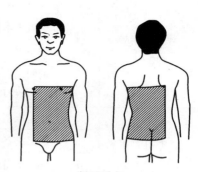

肾区手术

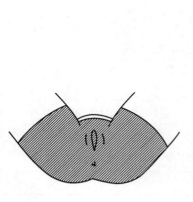

会阴和肛门手术

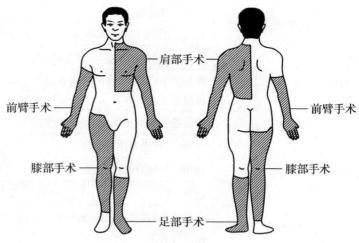

四肢手术

图2-1-6　常见备皮范围

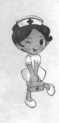

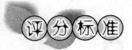

手术区皮肤准备（备皮）操作评分标准

班级： 姓名： 学号： 得分：

项　目	分值	操作实施要点	得分及扣分依据
素质要求 （10分）	4	仪表端庄，服装整洁	
	6	沟通技巧：表情自然，语言亲切、流畅、通俗易懂，能完整体现护理要求及对患者的关爱	
评估与指导 （10分）	3	患者年龄、病情、治疗方案及拟采取的手术部位	
	4	患者手术区皮肤状况，是否完整，有无破裂、皮疹、灼伤、感染等	
	3	询问患者对疾病相关知识的了解程度，患者的心理状态、合作程度	
操作过程	操作前准备 （10分）		
	2	护士准备：着装整洁，修剪指甲，洗手，戴口罩、帽子	
	5	物品准备：备齐用物（少备一种扣1分，扣完为止）	
	1	环境准备：整洁、安静、安全，必要时屏风遮挡	
	2	患者准备：理解目的，愿意合作；排空大小便，取舒适体位	
	操作中 （55分）		
	5	核对：核对准确，解释清楚到位，患者配合	
	10	安置体位：根据手术部位，协助患者取舒适体位，保暖、保护患者隐私	
	15	备皮范围：根据手术部位确定备皮范围正确	
	15	操作手法：备皮方法、步骤正确，动作轻柔，不损伤皮肤	
	10	观察结果：观察备皮局部皮肤情况，是否符合要求，有无破损等情况发生	
	操作后整理 （5分）		
	1	协助患者取舒适体位，整理床单位	
	1	指导、交代患者注意事项	
	2	使用后用物分类处置	
	1	记录	
评价（5分）	5	态度认真；操作过程护患沟通良好；患者皮肤清洁、准备范围符合手术要求，皮肤无异常	
提问（5分）	5	回答备皮的相关问题	
总分			

监考教师： 考核时间：

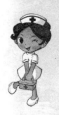

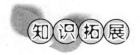

术前备皮新进展

20世纪90年代以来,国内外学者对术前备皮方法、备皮用具、备皮时间、消毒剂的选择、对切口感染及愈合的影响等因素进行了不少研究。一些学者对传统的备皮方法提出了异议,术前备皮并不能降低感染率,反而使感染率增加,并同时还带来其他的负性作用。现阶段主张术前备皮应以清洁皮肤为主,不用常规剃毛,若切口周围毛发不影响手术操作,可不必剔除。备皮时间以术前2小时为宜,若超过24小时,应重新准备。备皮刀推荐使用一次性备皮刀具,预防交叉感染。

（王锐锋）

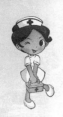

实训 2　换药技术

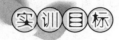

1. 能说出换药的目的及其护理要点。
2. 能正确进行换药。
3. 树立严格的无菌观念
4. 操作中体现出对患者的关爱。

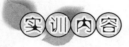

（一）换药目的

为患者更换伤口敷料,清洁伤口,预防、控制伤口感染,促进伤口愈合。

（二）操作准备

1. 操作前评估与指导　观察患者年龄、病情、治疗等情况;观察伤口愈合情况,有无伤口感染;了解患者的心理状态及合作程度。

2. 操作前准备

（1）护士准备:着装整洁,修剪指甲,洗手,戴口罩、帽子。必要时穿隔离衣。

（2）患者准备:做好心理护理,消除对换药的恐惧心理;帮助患者取舒适卧位,必要时使用屏风遮挡。

（3）用物准备:①无菌物品:换药碗 2 个,弯盘 1 个,镊子(或止血钳)2 把,探针 1 个,剪刀 1 把,无菌手套 1 付,75%酒精棉球,等渗盐水棉球,纱布,引流物及各种药液。或一次性换药包。②一般用品:剪刀、胶布、绷带等。

（4）环境准备:病室安静整洁、光线充足;温、湿度适宜;关闭门窗或使用屏风,适当遮掩患者。

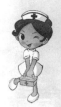

（三）实施要点

操作流程	图　解
1. 护士携用物（图2-2-1）来到患者床前。	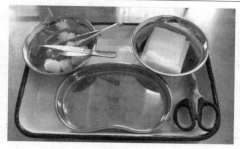 图2-2-1
2. 核对、解释，协助患者取舒适卧位。	
3. 一次性中单垫于腰臀下，戴无菌手套。 注意：一般换药要求在晨间护理或换药室清洁工作半小时后进行，最好能在换药室换药。	
4. 揭除伤口敷料，外层绷带和敷料用手取下，内层敷料用镊子揭去（图2-2-2）。 注意：①揭除敷料的方向与伤口纵轴方向平行；②如有分泌物干结使敷料与伤口黏着，可用生理盐水棉球，将黏着敷料湿润后揭除，以减轻疼痛和伤口损伤。	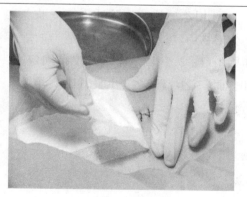 图2-2-2

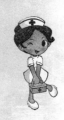
操作流程	图　解
5. 皮肤消毒,左手持无菌镊子将换药碗内的乙醇棉球传递给右手镊子进行伤口周围皮肤消毒(图2-2-3)。 　　注意:①皮肤消毒范围应稍大于敷料范围,避免消毒液流入伤口。②清洁伤口:用酒精棉球由创缘向外消毒伤口周围皮肤;感染伤口:用酒精棉球由外周向创缘消毒伤口周围皮肤。	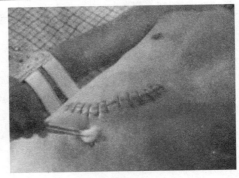 图2-2-3
6. 处理创面,坚持两把镊子操作法(图2-2-4),用盐水棉球清洗伤口分泌物,去除过度生长的肉芽组织、腐败组织或异物等。如置引流时应将引流物放至接近创面底部。 　　注意:①两镊不可相碰;②禁止用干棉球敷料擦拭伤口,以防损伤肉芽组织;③观察伤口情况,如创面有无缝线反应、针眼脓疱或伤口感染,有无积血、积液,血供情况等。	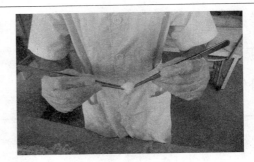 图2-2-4
7. 用乙醇棉球清除沾染于皮肤上的分泌物后,覆盖大小或厚度适当的纱布敷料(图2-2-5),并以胶布固定。如创面广泛,渗液多,可加用棉垫及绷带包扎。	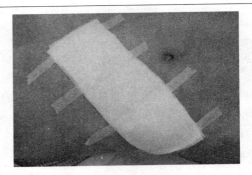 图2-2-5
8. 指导、交代患者注意事项;对使用后用物进行分类处置;洗手;记录伤口情况等。	

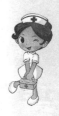

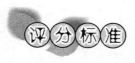

换药技术操作评分标准

班级：　　　　　姓名：　　　　　学号：　　　　　得分：

项　目	分值	操作实施要点	得分及扣分依据
素质要求 （10分）	4	仪表端庄，服装整洁	
	6	沟通技巧：表情自然，语言亲切、流畅、通俗易懂，能完整体现护理要求及对患者的关爱	
评估与指导 （10分）	3	患者年龄、病情、治疗等情况，拟采取的换药方法	
	4	了解创口部位、类型、大小、深度、创面情况，是否感染或化脓，有无引流物	
	3	询问患者对疾病相关知识的了解程度，患者的心理状态、合作程度	
操作过程	操作前准备 （10分）		
	2	护士准备：着装整洁，修剪指甲，洗手，戴口罩、帽子	
	5	物品准备：备齐用物（少备一种扣1分，扣完为止）	
	1	环境准备：整洁、安静、安全，符合无菌操作原则	
	2	患者准备：理解目的，根据情况排空大小便，主动配合	
	操作中 （55分）		
	5	核对：核对准确，解释清楚到位	
	5	安置体位：根据换药部位，协助患者取舒适体位，保暖，避免患者直观操作，充分暴露，应有足够的照明光线	
	10	揭去敷料：取下敷料方法正确，如与伤口粘连，能正确处理（用等渗盐水浸湿后轻轻除去）	
	10	清洁消毒：用70%乙醇棉球擦拭创口周围皮肤2~3遍，范围略大于敷料范围，避免拭入伤口内	
	10	处理创面：用等渗盐水或其他药物棉球擦拭净创面的分泌物、脓液、纤维素膜等，剪除坏死组织、痂皮	
	10	特殊处理：感染创面观察感染情况，根据伤口深度和创面情况置入药物或适宜的引流物；拆线伤口，拆线方法正确	
	5	加盖敷料：选择敷料大小适宜，加盖方法正确，固定牢固，美观	
	操作后整理 （5分）		
	1	整理床单位	
	1	指导、交代患者注意事项	
	1	使用后用物分类处置	
	1	洗手	
	1	记录	
评价（5分）	5	态度认真；严格执行查对制度；严格执行无菌操作原则，护士操作熟练规范	
提问（5分）	5	回答换药技术相关问题	
总分			

监考教师：　　　　　　　　　考核时间：

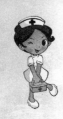

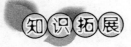

临床换药药液的选用

基本上无脓的创面：用等渗盐水、0.1%的氯己定或0.1%的苯扎氯胺棉球洗敷；脓液少的创面：用0.2%呋喃西林，0.2%雷弗努尔清洗和湿敷；脓液多或有恶臭的伤口：先取干棉球去除脓液，继而以3%过氧化氢或0.1%的高锰酸钾溶液除臭后，再用攸琐清洗或湿敷；绿脓杆菌感染的伤口：可用1%醋酸，10%水合氯醛或2%苯氧乙醇洗敷。

（王锐锋）

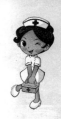

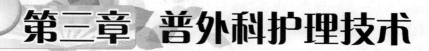

第三章　普外科护理技术

实训 1　胃肠减压技术

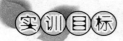

1. 能说出胃肠减压的目的及其护理要点。

2. 能正确进行胃肠减压操作。

3. 操作中体现出对患者的关爱。

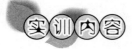

（一）胃肠减压目的

1. 解除或者缓解肠梗阻所致的症状。

2. 进行胃肠道手术的术前准备，以减少胃肠胀气。

3. 术后吸出胃肠内气体和胃内容物，减轻腹胀，从而减少切口缝线张力和伤口疼痛，促进伤口愈合，改善胃肠壁血液循环，促进消化功能的恢复。

4. 通过对胃肠减压吸出物的判断，可观察病情变化和协助诊断。

（二）操作准备

1. 操作前评估与指导　评估患者的病情，意识状态及合作程度；评估口腔黏膜，有无义齿，鼻腔及插管周围皮肤情况；了解有无食管胃底静脉曲张等。

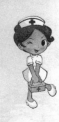

2. 操作前准备

（1）护士准备：着装整洁，修剪指甲，洗手，戴口罩、帽子。

（2）患者准备：做好心理护理，消除对胃肠减压的恐惧心理；帮助患者取舒适卧位，必要时使用屏风遮挡。

（3）用物准备：①治疗盘内备：治疗碗2个（一个内备镊子1把、纱布数块，另一个内盛温开水）、一次性胃管1根、50 ml注射器1个、治疗巾1块、液体石蜡1瓶，或用一次性胃包代替。②治疗盘外备：棉签、胶布、一次性手套、听诊器、手电筒、胃管标志1贴、一次性负压引流器1个、弯盘1个。必要时备压舌板、安全别针、医嘱执行单、笔。

（4）环境准备：病室安静整洁、光线充足；温、湿度适宜；关闭门窗或使用屏风。

（三）实施要点

操作流程	图　解
1. 护士携用物（图3-1-1）来到患者床前。	![图3-1-1] **图 3-1-1**
2. 核对、解释，协助患者取适当卧位（半卧位或坐位）。	
3. 将治疗巾围于患者颌下，弯盘放置于方便取放处。	
4. 用手电筒观察鼻腔以确定插入侧，用棉签清洁鼻腔。准备好胶布。检查胃管及注射器的有效期、外包装有无漏气及破损，打开包装用注射器检查胃管是否通畅。	

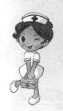

操作流程	图 解
5. 戴手套,测量应该置入的胃管长度:从耳垂经鼻尖至胸骨剑突处的距离,或前额发际至剑突距离(图 3-1-2)。成人一般为 45～55 cm。	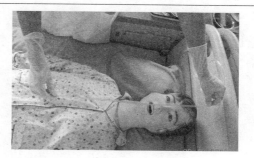 图 3-1-2
6. 用液体石蜡纱布润滑胃管,沿一侧鼻孔轻轻插入,到咽喉部(插入 10～15 cm)时,嘱患者做吞咽动作,随后迅速将胃管插入(图 3-1-3)。 注意:①插管过程中患者如有呛咳、呼吸急促、发绀,可能是误入气管,须立即拔出,稍事休息再行插入。②若患者出现剧烈恶心、呕吐,可暂停插管,嘱患者做深呼吸动作。患者如有流泪、流鼻涕,应及时擦净,并给予安慰。③胃管插入不畅时,嘱患者张开嘴巴,观察胃管是否盘曲在口腔内。④昏迷患者,左手将其头部托起,使下颌靠近胸骨柄,缓缓插入预定长度。	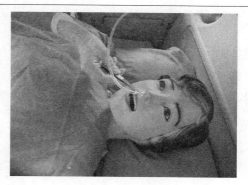 图 3-1-3
7. 确认胃管在胃内。可选用以下方法确定胃管位置:①用注射器接上胃管末端进行抽吸,如有胃液吸出,说明已到胃内(图 3-1-4)。②置听诊器于患者胃区,快速经胃管向胃内注入 10 ml 空气,听到气过水声证明胃管在胃内。③将胃管末端放于水碗内,无气泡溢出,证明已插进胃内。	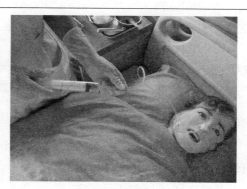 图 3-1-4

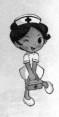

操作流程	图　解
8. 确定胃管在胃内后,用胶布将胃管固定于一侧鼻翼及颊部(图 3 - 1 - 5)。	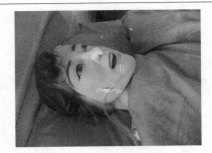 图 3 - 1 - 5
9. 胃管末端接一次性负压吸引装置(图 3 - 1 - 6)。妥善固定,保持胃管通畅,观察并记录引流物的颜色、性质、量(图 3 - 1 - 7)。	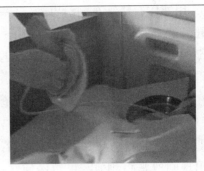 图 3 - 1 - 6 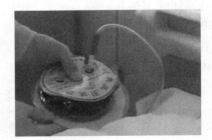 图 3 - 1 - 7
10. 整理床单位及用物,协助患者取舒适卧位,感谢患者的配合。	
11. 指导、交代患者注意事项;对使用后用物进行分类处置;洗手。 注意:告知患者留置胃肠减压管期间禁止饮水和进食,保持口腔清洁;嘱咐患者胃肠减压过程中如有不适,应及时通知医护人员。	

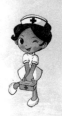

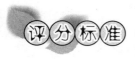

胃肠减压护理评分标准

班级： 姓名： 学号： 得分：

项 目		分值	操作实施要点	得分及扣分依据
素质要求 （10分）		4	仪表端庄，服装整洁	
		6	沟通技巧：表情自然，语言亲切、流畅、通俗易懂，能完整体现护理要求及对患者的关爱	
评估与指导 （10分）		6	评估患者目前的身体状况	
		4	向患者解释，取得患者合作	
操作过程	操作前准备 （10分）	2	护士准备：着装整洁，修剪指甲，洗手，戴口罩、帽子	
		5	物品准备：备齐用物（少备一种扣1分，扣完为止）	
		1	环境准备：环境清洁，光线充足，温暖舒适	
		2	患者准备：患者体位舒适，必要时使用屏风	
	操作中 （55分）	5	核对医嘱，准备用物	
		5	携物品至患者旁，为患者选择合适体位	
		10	检查胃管是否通畅，测量胃管放置长度	
		15	为患者进行插管操作，插入适当深度并检查胃管是否在胃内	
		10	调整减压装置，将胃管与负压装置连接，妥善固定	
		10	观察并记录引流物的颜色、性质、量	
	操作后整理 （5分）	1	指导、交代患者注意事项	
		2	使用后用物分类处置	
		1	洗手	
		1	记录	
评价（5分）		5	态度认真；严格执行查对制度；护士操作熟练规范	
提问（5分）		5	回答胃肠减压护理相关问题	
总分				

监考教师： 考核时间：

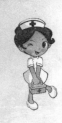

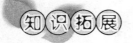

1. 胃肠减压的注意事项

(1) 妥善固定胃肠减压装置,防止变换体位时加重对咽部的刺激以及受压、脱出,影响减压效果。

(2) 减压期间应观察并记录引流物的颜色、性质、量,如发现异常,及时通知医生并配合处理。

(3) 胃肠减压期间应当加强对患者的口腔护理。

(4) 胃肠减压期间注意观察患者水、电解质及胃肠功能恢复情况。

(5) 长期胃肠减压者,应定时更换胃管,从另一侧鼻孔插入。

2. 胃肠减压中胃管置入长度探讨 胃管插入的长度,据临床观察文献显示,传统法插入深度为45～55 cm,术后胃肠减压效果不佳,部分患者有腹胀不适感。胃肠减压管插入深度为55～68 cm,能使胃液引流量增多。要使导管侧孔完全达到胃内,起到良好的减压效果,插管深度必须在55 cm以上。测量方法可由传统法从耳垂至鼻尖再至剑突的长度加上从鼻尖至发际的长度,为55～68 cm,术中观察胃管顶端正好在胃窦部,侧孔全部在胃内,有利于引流。

(徐其林)

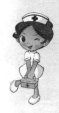

实训 2　"T"管引流护理

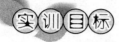

1. 能说出"T"管引流护理的目的及其护理要点。
2. 能正确进行"T"管引流的护理操作。
3. 操作中严格遵守无菌操作原则,体现出对患者的关爱。

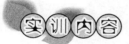

（一）"T"管引流护理目的

1. 保持引流通畅,引流胆汁及残留结石、支撑狭窄的胆道。
2. 防止患者发生胆道逆行感染。
3. 观察引流情况,以便及时处理病情变化,减少并发症的发生。

（二）操作准备

1. 操作前评估与指导　了解患者病情及术中"T"管安置情况,观察患者生命体征、意识状态、黄疸消退情况、腹部体征和消化道症状;评估患者引流口有无出血、渗液;评估患者对"T"管引流护理知识了解程度;评估患者的心理状态、能否配合护理操作等。

2. 操作前准备

（1）护士准备:着装整洁,修剪指甲,洗手,戴口罩、帽子。

（2）患者准备:做好心理护理,消除患者对"T"管引流的紧张、焦虑情绪,取得患者的配合;帮助患者取适当体位。

（3）用物准备:治疗盘、一次性无菌引流袋、止血钳一把、弯盘、安多福溶液、无菌棉签、无菌手套、一次性治疗巾、医疗垃圾袋,必要时备屏风等。

（4）环境准备:病室安静整洁,光线充足,温、湿度适宜,符合无菌技术操作要求;关闭门窗,避免患者受凉,必要时使用屏风遮挡。

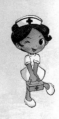
（三）实施要点

操作流程	图　解
1. 护士携用物（图3-2-1）来到患者床前。	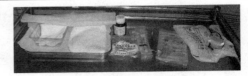 图3-2-1
2. 核对、解释，协助患者右臂外展，稍右侧卧位，暴露"T"管及右腹壁（图3-2-2）。 注意：注意关闭门窗，防止患者着凉，请无关人员离开病室，必要时屏风遮挡患者。	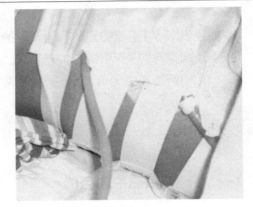 图3-2-2
3. 检查"T"管周围皮肤情况、T管有无脱出，然后左手捏紧"T"管，右手向下挤压"T"管末端，判断 T 管引流是否通畅（图3-2-3）。	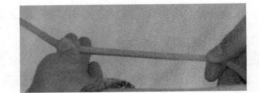 图3-2-3
4. 使用量杯接引流液，观察引流的胆汁（图3-2-4、图3-2-5）。 注意：①观察"T"管引流口敷料的颜色，注意有无渗血渗液；②观察胆汁的颜色、性状及量，有无蛔虫或碎石等。	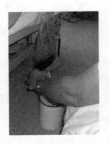　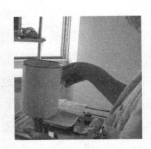 图3-2-4　　　　图3-2-5

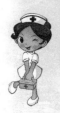

操作流程	图　解
5. "T"管和引流袋接口下铺一次性治疗巾、置弯盘(图3-2-6)。	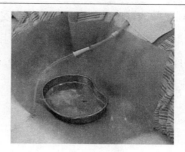 图3-2-6
6. 检查并打开新引流袋外包装,检查引流袋,塞紧引流袋下方的活塞盖,放于一次性中单上。 　　注意:拧紧引流袋出口,防止胆汁漏出。	
7. 用无齿血管钳夹住引流管近端(图3-2-7)。	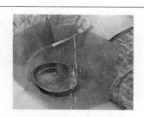 图3-2-7
8. 戴手套,取3根无菌棉签蘸适量安多福,分别环形消毒"T"管和原引流袋接口处、纵形消毒"T"管远端和原引流袋连接管(图3-2-8)。	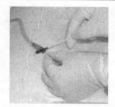 图3-2-8
9. 取无菌纱布包裹接口处,一手捏住"T"管,一手将原引流袋自接口处断开(图3-2-9),并弃于医用垃圾袋中。 　　注意:①使用无齿血管钳夹紧引流管,防止引流液漏出及多次更换夹损引流管。②分离时要注意方向及力度,防止误拔出引流管。	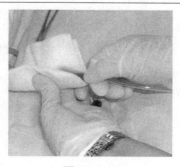 图3-2-9

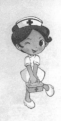

操作流程	图 解
10. 再取无菌棉签蘸取适量安多福，消毒"T"管接口横截面，将新的引流袋与引流管连接牢固（图 3-2-10）。 注意：采用无菌技术操作。	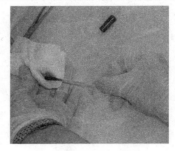 图 3-2-10
11. 松开止血钳，再次左手捏紧 T 管，右手向下挤压引流管，观察有无引流液引出并妥善固定引流袋。引流袋应低于"T"管引流口平面，引流管勿受压、折叠、扭曲，保持引流通畅（图 3-2-11）。 注意：掌握引流袋放置高度，防止胆汁逆流及过度引流。	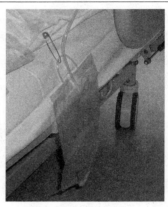 图 3-2-11
12. 撤除治疗巾、弯盘、脱去手套，协助患者取舒适卧位，整理患者衣物及床单位。	
13. 健康指导：指导患者在身体活动过程中保护"T"管，避免"T"管脱出；指导患者选择低脂、高蛋白、高维生素、易消化的食物。	
14. 对使用后用物进行分类处置；洗手，记录引流物的颜色、性质、量（图 3-2-12）。	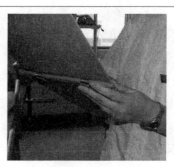 图 3-2-12

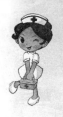

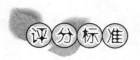

"T"管引流护理技术评分标准

班级： 姓名： 学号： 得分：

项 目	分值	操作实施要点	得分及扣分依据
素质要求 （10分）	4	仪表端庄，服装整洁	
	6	沟通技巧：表情自然，语言亲切、流畅、通俗易懂，能完整体现护理要求及对患者的关爱	
评估与指导 （10分）	3	评估患者生命体征、意识状态及治疗措施等全身情况	
	4	评估患者切口及引流口处局部皮肤情况	
	3	向患者解释"T"管引流护理的目的、方法，指导患者进行饮食管理和自我保护"T"管的注意事项	
操作过程	操作前准备 （10分）	2	护士准备：着装整洁，修剪指甲，洗手，戴口罩、帽子	
		5	物品准备：备齐用物（少备一种扣1分，扣完为止）	
		1	环境准备：环境清洁、光线充足、温暖舒适	
		2	患者准备：患者体位舒适，必要时使用屏风	
	操作中 （55分）	5	携带用物至患者床旁，核对并确认患者	
		3	协助患者取合适体位，暴露"T"管及右腹壁	
		4	检查局部皮肤情况，"T"管有无脱出，判断引流是否通畅	
		3	使用量杯接引流液，观察胆汁的颜色、性状和量	
		3	引流管口下铺一次性治疗巾、置弯盘	
		3	检查并打开新引流袋，出口处拧紧，放于一次性治疗巾上	
		3	用无齿血管钳夹住"T"管近端	
		7	戴手套，消毒"T"管和原引流袋接口处	
		7	自接口处断开原引流袋，并弃于医用垃圾袋中	
		7	再次消毒，将新的引流袋与"T"管连接牢固	
		7	松开止血钳，再次挤压"T"管，并妥善固定引流袋	
		3	撤除治疗巾、弯盘，脱去手套，协助患者取舒适卧位，整理患者衣物及床单位	
	操作后整理 （5分）	1	指导、交代患者注意事项	
		2	使用后用物分类处置	
		1	洗手	
		1	记录	
评价（5分）	5	态度认真；严格执行查对制度；护士操作熟练规范	
提问（5分）	5	回答"T"管引流护理技术相关问题	
总分			

监考教师： 考核时间：

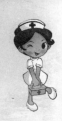

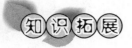

"T"管引流患者的健康教育

1. 告知患者及家属"T"管护理的重要性:"T"管胆总管切开行"T"管引流的患者,术后"T"管起着非常重要作用,患者及家属应当配合医护人员管理好"T"管。

2. 妥善固定引流管:卧床患者在翻身和活动时,应注意保护好引流管,防止引流管扭曲、受压导致引流不畅,或牵拉致使"T"管脱出;患者在下床活动时,引流袋的位置应低于腹部切口水平,否则胆汁倒流,可能引起胆道内逆行感染。

3. 密切观察引流胆汁的情况:正常胆汁的颜色为黄色或黄绿色,色泽清亮,每日约800～1 200 ml,有时术后短期内胆汁分泌量减少,可能不足200 ml,不必特殊处理,应加强保肝治疗,促进胆汁分泌。如果引流出胆汁颜色有变化,应及时通知医生处理。量过少可能因"T"管堵塞或肝功能衰竭,量过多可能因胆总管不够通畅所致。胆汁色泽正常为深绿色或棕色,较稠,但清而无渣。术后1～2天胆汁显混浊的淡黄色,以后逐渐加深,清亮,显黄色。观察胆汁颜色的变化:①草绿色:胆汁内的胆红素受细菌作用或受胃酸的氧化。②白色:胆囊颈管或肝胆管内由于长期梗阻,胆汁中胆色素及胆盐被吸收,由胆囊黏膜,胆管黏膜所分泌白胆汁所代替,这种白胆汁都在手术后几小时内引流出来。③脓性、泥沙样混浊,说明胆管内炎症感染严重或泥沙样残余结石。④红色:胆管内有出血情况,主要由于胆管内发炎而引起小血管破裂而出血。

4. 长期携带"T"管的患者,应定期到医院进行冲洗,一般每周1～2次,以防"T"管被胆泥或混浊的胆汁堵塞,冲洗时不要用力过猛或过快,以免引起腹痛及发热。

5. "T"管引流的患者饮食方面应多加注意,饮食宜清淡,忌吃高脂食物,以低脂、高蛋白、高热量、易消化为原则,少量多餐。

(朱延玲)

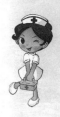

实训 3　造口护理技术

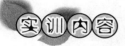

实训目标

1. 能说出造口护理的目的及其护理要点。
2. 能正确进行造口袋的更换。
3. 操作中体现出对患者的关爱。

实训内容

（一）造口护理目的

1. 保持造口周围皮肤的清洁，预防并发症。
2. 教会患者掌握护理造口的方法。

（二）操作准备

1. 操作前评估与指导　观察患者全身情况、造口类型及造口情况；评估患者对造口的接受程度及造口护理知识的了解程度；评估患者的心理状态；评估患者自理程度，决定给予护理的方式。

2. 操作前准备

（1）护士准备：着装整洁，修剪指甲，洗手，戴口罩、帽子。

（2）患者准备：做好心理护理，消除对造口的恐惧心理；帮助患者取舒适卧位，必要时使用屏风遮挡；鼓励患者认真观察学习，参与造口护理的整个过程。

（3）用物准备：手套、造口袋、剪刀、造口量尺、治疗碗、纱布（小毛巾）、温开水、棉签、医疗垃圾袋、治疗巾，必要时备造口护肤粉、皮肤保护膜、防漏膏、造口固定腰带等。

（4）环境准备：病室安静整洁、光线充足；温、湿度适宜；关闭门窗或使用屏风，适当遮掩患者。

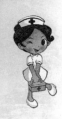

（三）实施要点

操作流程	图　解
1. 护士携用物（图3-3-1）来到患者床前。	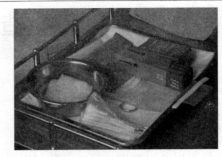 图3-3-1
2. 核对、解释，协助患者取舒适卧位。	
3. 一次性中单垫于腰臀下，戴手套。	
4. 去除旧造口袋　剥除造口袋要一手按压皮肤，一手轻揭造口袋，由上向下撕离已用的造口袋（图3-3-2），弃于医用垃圾袋。 注意：①注意造口与伤口距离，更换造口袋时应当防止袋内容物排出污染伤口；②撕开造口袋时应自上而下，如撕除困难则可用湿纱布浸润底板再撕造口袋，要注意保护皮肤，防止皮肤损伤。	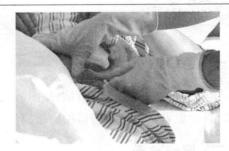 图3-3-2
5. 清洗　温水清洁造口及周围皮肤（图3-3-3），另备一干纱布（软毛巾）蘸干皮肤上的水分。观察并及时处理造口异常情况，必要时可涂造口护肤粉（图3-3-4）、保护膜（图3-3-5）、防漏膏等。	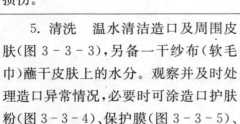 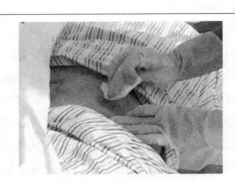 图3-3-3

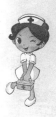

操作流程	图　解
注意：①清洗动作轻柔，避免损伤造口黏膜。②教会患者观察造口颜色、造口周围皮肤的情况，有无并发症；观察排泄物的情况；观察造口袋底板渗漏的部位和方向等。③如发现有异常情况，指导患者学会相应护理措施，如使用造口辅助用品应当在使用前认真阅读产品说明书。	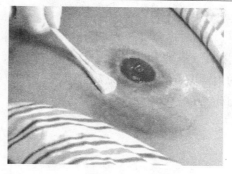 图 3-3-4 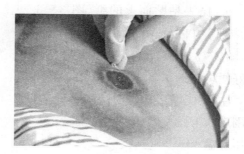 图 3-3-5
6. 测量造口大小　用造口量尺量度造口的大小、形状（图 3-3-6）。	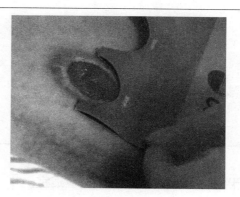 图 3-3-6
7. 绘线，做记号。 注意：造口袋底盘与造口黏膜之间保持适当空隙约 1~2 mm。缝隙过大，粪便刺激皮肤易引起皮炎；过小，底盘边缘与黏膜摩擦，将会导致不适甚至出血。	

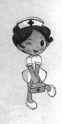

操作流程	图 解
8. 沿记号修剪造口袋底盘（图3-3-7）。 注意:裁剪合适后,可用手指将底盘的内圈磨光滑些,避免裁剪不齐的内缘损伤造口。	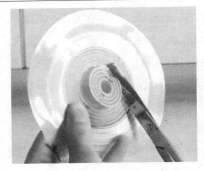 图3-3-7
9. 撕去粘贴面上的纸（图3-3-8）,按照造口位置由下而上将造口袋贴上（图3-3-9）,使之与皮肤紧密粘贴。夹好便袋夹。 注意:①贴造口袋时应当保证造口周围皮肤干燥。②如使用防漏膏,应当按压底盘15～20分钟。	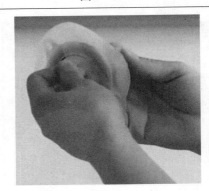 图3-3-8 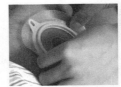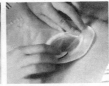 图3-3-9
10. 必要时用造口固定腰带将肛袋系于腰间（图3-3-10）,松紧应适宜。 注意:护理过程中注意向患者详细讲解操作步骤,并帮助患者逐步掌握护理方法。	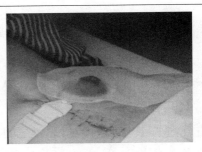 图3-3-10
11. 指导、交代患者注意事项;对使用后用物进行分类处置;洗手;记录:造瘘口情况、排泄物情况等。	

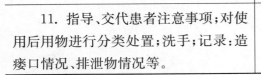

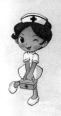

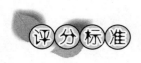 评分标准

造口护理技术评分标准

班级：　　　　　　姓名：　　　　　　学号：　　　　　　得分：

项　目		分值	操作实施要点	得分及扣分依据
素质要求 （10分）		4	仪表端庄，服装整洁	
		6	沟通技巧：表情自然，语言亲切、流畅、通俗易懂，能完整体现护理要求及对患者的关爱	
评估与指导 （10分）		3	观察患者造口类型及情况	
		4	评估患者造口的功能状况、自理程度及心理接受程度	
		3	指导解释造口护理方法、目的、自我管理的重要性，引导其尽快接受造口的现实而主动参与造口自我管理	
操作过程	操作前准备 （10分）	2	护士准备：着装整洁，修剪指甲，洗手，戴口罩、帽子	
		5	物品准备：备齐用物（少备一种扣1分，扣完为止）	
		1	环境准备：环境清洁，光线充足，温暖舒适	
		2	患者准备：患者体位舒适，必要时使用屏风	
	操作中 （55分）	5	核对	
		5	一次性中单垫于腰臀下，戴手套	
		5	由上向下撕离已用的造口袋，并观察内容物	
		5	温水清洁造口及周围皮肤并观察周围皮肤及造口的情况	
		5	用造口量尺量度造口的大小、形状	
		5	绘线，做记号	
		10	沿记号修剪造口袋底盘，必要时可涂防漏膏、保护膜	
		10	撕去粘贴面上的纸，按照造口位置由下而上将造口袋贴上，夹好便袋夹	
		5	必要时并用弹性带将肛袋系于腰间，松紧应适宜	
	操作后整理 （5分）	1	指导、交代患者注意事项	
		2	使用后用物分类处置	
		1	洗手	
		1	记录	
评价（5分）		5	态度认真；严格执行查对制度；护士操作熟练规范	
提问（5分）		5	回答造口护理技术相关问题	
总分				

监考教师：　　　　　　　　　　　　考核时间：

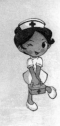

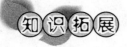

1. 造口患者的饮食指导　为了方便护理造口,造口患者在饮食方面需要有一些控制,一般情况下下列几类食物不宜:①对肠道刺激性强的食物:如生的、冷的、刺激性强的食物等;②易造成阻塞的食物:如高纤维食物等;③易产气的食物:如洋葱、萝卜、豆类、碳酸饮料等;④易产生臭味的食物:如芝士、洋葱、过量的肉食等。

2. 结肠造口灌洗　结肠造口灌洗是利用温水灌洗刺激结肠蠕动,以达到短时间内彻底排尽粪便、清洁肠道的目的,并试图通过定时灌洗训练肠道规则活动,最终达到人为控制排便的目的。适用于全身一般情况良好,家中有良好的卫生设备,无需放化疗和无造口并发症的永久性结肠造口患者。结肠造口灌洗能人为控制排便,减少造口护理用品,减轻患者经济负担;减少造口并发症;使患者找回自尊,树立自信心;便于患者旅游、娱乐、社交活动,提高生活质量。

（葛　虹）

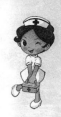

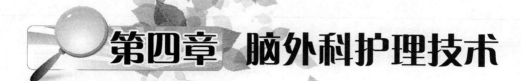

第四章 脑外科护理技术

实训 脑室引流护理

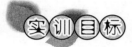

1. 能说出脑室引流护理的目的及其护理要点。
2. 能正确进行脑室引流操作。
3. 操作中体现出对患者的关爱。

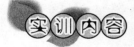

（一）脑室引流护理的目的

1. 保持引流通畅,防止逆行感染。
2. 便于观察脑室引流液的性状、颜色、量。

（二）操作准备

1. 操作前评估与指导　评估患者的病情、生命体征和瞳孔等;询问患者有无头痛、呕吐等主观感受。

2. 操作前准备

（1）护士准备:着装整洁,修剪指甲,洗手,戴口罩、帽子。

（2）患者准备:做好心理护理,消除对脑室引流的恐惧心理;帮助患者取平卧位,必要时使用屏风遮挡。

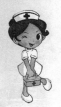

（3）用物准备：无菌治疗盘、无菌治疗巾、安尔碘、棉签、胶布、量尺、弯盘、无齿血管钳、无菌手套、一次性引流袋等。

（4）环境准备：病室安静整洁、光线充足；温、湿度适宜；关闭门窗或使用屏风。

（三）实施要点

操作流程	图　解
1. 护士携用物（图 4－1）来到患者床前。	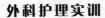图 4－1
2. 核对、解释，协助患者取舒适体位。	
3. 检查伤口敷料及引流管引流情况：观察伤口敷料是否浸湿，由近端向远端挤压引流管，判断引流是否通畅，观察引流液的颜色、性质和量。	
4. 更换引流袋 （1）用无齿血管钳夹住引流管近端，打开包裹的纱布（图 4－2）。 （2）戴无菌手套，铺无菌治疗巾，消毒引流管与引流袋接口，断开后再次消毒（图 4－3）。	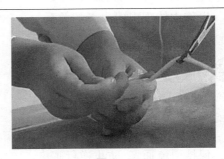图 4－2 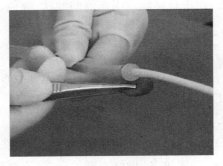图 4－3

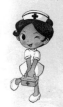

操作流程	图　解
（3）无菌操作下更换引流管（图4-4），用无菌纱布包裹引流管。	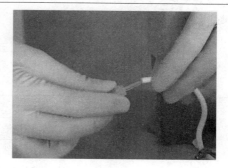 图 4-4
5.测量并固定引流管　引流管开口需高出侧脑室平面 10～20 cm,以维持正常颅内压（图4-5）。松开血管钳,开放引流管,观察引流是否通畅及引流物情况。 注意：①留置脑室引流管期间,保持患者平卧位,如要摇高床头,需遵医嘱对应调整引流管高度。②保持整个引流装置及管道的清洁和无菌。如有渗血、渗液,及时更换,保持无菌干燥。③保持引流通畅,观察并记录引流液的颜色、性质、量及引流速度,每日引流量以不超过 500 ml 为宜。	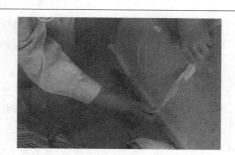 图 4-5
6.定时更换引流装置。	
7.整理床单位及用物,协助患者取舒适卧位感谢患者的配合。	
8.指导、交代患者注意事项;对使用后用物进行分类处置;洗手。 注意：告知患者及家属留置脑室引流管期间安全防范措施,如：不能随意移动引流袋位置,保持伤口敷料清洁,不可抓挠伤口等。	

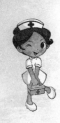

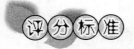

脑室引流护理评分标准

班级：　　　　　　姓名：　　　　　　学号：　　　　　　得分：

项　目	分值	操作实施要点	得分及扣分依据
素质要求 （10分）	4	仪表端庄，服装整洁	
	6	沟通技巧：表情自然，语言亲切、流畅、通俗易懂，能完整体现护理要求及对患者的关爱	
评估与指导 （10分）	5	评估患者病情、生命体征、意识状态及治疗措施等情况	
	3	询问患者有无头痛等主观感受	
	2	向患者或陪护解释脑室引流护理的目的、方法，指导患者自我保护脑引流管的注意事项	
操作过程	操作前准备 （10分）	2	护士准备：着装整洁，修剪指甲，洗手，戴口罩、帽子	
		5	物品准备：备齐用物（少备一种扣1分，扣完为止）	
		1	环境准备：环境清洁，光线充足，温暖舒适	
		2	患者准备：患者取平卧位，必要时使用屏风	
	操作中 （55分）	5	携带用物至患者床旁，核对并确认患者，协助患者取合适体位	
		5	检查伤口敷料及引流管引流情况	
		5	用无齿血管钳夹住引流管近端，打开包裹的纱布	
		10	戴无菌手套，铺无菌治疗巾，消毒引流管	
		10	无菌操作下更换引流管，用无菌纱布包裹引流管	
		10	测量并固定引流管，引流管开口需高出侧脑室平面10～20 cm	
		5	松开血管钳，开放引流管，观察引流是否通畅及引流物情况	
		5	定时更换引流装置	
	操作后整理 （5分）	1	指导、交代患者注意事项	
		2	使用后用物分类处置	
		1	洗手	
		1	记录	
评价（5分）		5	态度认真；严格执行查对制度；护士操作熟练规范	
提问（5分）		5	回答脑室引流护理的相关问题	
总分				

监考教师：　　　　　　　　　　考核时间：

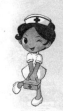

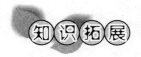

脑室穿刺术

　　脑室穿刺术是指在头颅额部钻孔或锥孔,将硅胶引流管置于脑室额角,脑脊液或血液经引流管流出,以缓解颅内压增高的应急性手术。常用于脑外科疾病的诊断、治疗及颅内压的监护。

　　脑室穿刺的适应证:

　　1. 诊断性穿刺　脑室造影、采集脑脊液标本做化验、鉴别脑积水的类型等。

　　2. 治疗性穿刺　①暂作脑室引流,暂时缓解颅内压,特别对枕大孔疝,是一种急救性措施。②开颅手术时或手术后用以降低颅内压。③脑室内注入药物,以治疗颅内感染。④脑室内有淤血急需清除者。⑤做脑脊液分流手术,放置各种分流导管。

(徐其林)

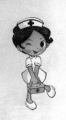

第五章 胸外科护理技术

实训 胸膜腔闭式引流管护理

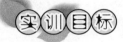

1. 能说出胸膜腔闭式引流管护理的目的及其护理要点。

2. 能正确进行胸膜腔闭式引流瓶的更换。

3. 操作中树立爱伤观念,体现人文关怀。

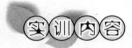

(一)胸膜腔闭式引流管护理目的

1. 保持引流通畅,维持胸腔内压力。

2. 防止逆行感染。

3. 便于观察胸腔引流液的性状、颜色、量。

(二)操作准备

1. 操作前评估与指导 评估患者全身情况;观察局部伤口情况;观察长玻璃管的水柱波动情况;评估患者对引流管的理解及更换引流瓶的配合。

2. 操作前准备

(1)护士准备:着装整洁,修剪指甲,洗手,戴口罩、帽子。

(2)患者准备:帮助患者取合适体位,必要时使用屏风遮挡。

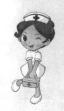

（3）用物准备：治疗车上层放治疗盘，治疗盘内放：无菌持物钳、无菌纱布罐、棉签、碘附、弯盘、剪刀、胶布、一次性胸腔闭式引流装置、0.9％无菌生理盐水 500 ml、开瓶器、卵圆钳2把、治疗巾、手套、笔、治疗单。治疗车下层放医用垃圾袋、生活垃圾袋。必要时备屏风。

（4）环境准备：病室安静整洁、光线充足；温、湿度适宜；关闭门窗或使用屏风，适当遮掩患者。

（三）实施要点

操作流程	图　解
1. 核对胸腔闭式引流装置有效期（图 5-1），检查有无裂缝、漏气，是否密封等，打开胸腔闭式引流装置包装袋。 注意：无菌技术的应用，避免胸腔闭式引流装置的污染。	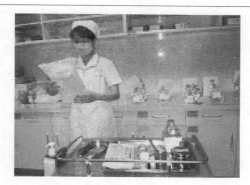 图 5-1
2. 按取无菌溶液方法将无菌生理盐水瓶打开，并加入胸腔闭式引流瓶内，使长玻璃管没入液面下 3～4 cm，在胸腔引流瓶水平线上用胶布做好标记，注明日期和水量（图 5-2）。 注意：①无菌技术的应用，避免胸腔闭式引流装置及无菌生理盐水的污染；②胶布贴在平水位线上缘处，同时注明更换的时间和生理盐水的量。	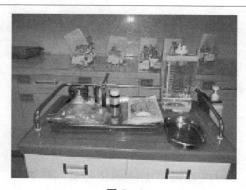 图 5-2

操作流程	图　解
3. 将无菌引流瓶连接管与水封瓶长管紧密连接(图5-3)，取无菌纱布包裹引流管口。 注意：无菌技术的应用，避免连接管的污染。	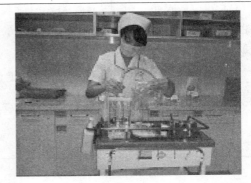 图 5-3
4. 护士携用物(图5-4)来到患者床前。	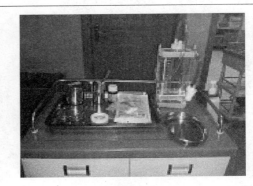 图 5-4
5. 核对、解释，观察局部有无伤口渗血、渗液，皮下气肿，水柱波动情况。协助患者取合适体位，适当遮蔽。	
6. 铺治疗巾于引流管接口下，置弯盘于引流管接口处，取两把血管钳双向夹闭引流管接口上方的适宜处(图5-5)。 注意：①若为有齿钳子，齿端必须用纱布包裹，防夹管时损伤引流管，引起引流管破裂、漏气；②临床上一般用钳子末端，以防止管子夹破。	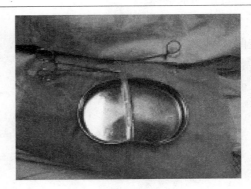 图 5-5

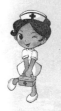

操作流程	图　解
7. 戴手套　初次消毒胸腔引流管与引流瓶的连接处,取无菌纱布包裹胸腔引流管与引流瓶的连接处,分离胸腔引流管(图5-6)。 注意:无菌技术的应用,避免连接管的污染。	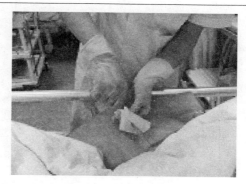 图5-6
8. 用纱布垫着患者端引流管接头并置于弯盘上(图5-7)。 注意:避免污染患者端引流管接头。	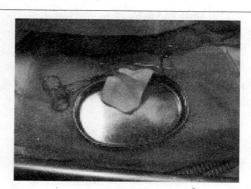 图5-7
9. 将胸腔引流管前端向上提起,使引流液全部流入胸腔引流瓶内,将换下来的引流瓶放入医用垃圾袋内(图5-8)。 注意:避免胸腔引流管内引流液污染病床及病员服。	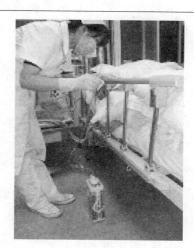 图5-8

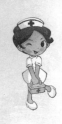

操作流程	图　解
10. 再次消毒引流管接口：先以接口为中心，环形消毒，然后再向接口以上纵形消毒 2.5 cm，将胸腔引流管与水封瓶连接管紧密连接(图 5-9)。 注意：注意无菌技术的应用，避免连接管的污染。	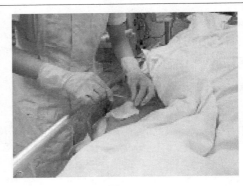 图 5-9
11. 松开血管钳，将胸腔引流瓶置于适宜处(图 5-10)。 注意：①胸腔闭式引流瓶置于安全处；②胸腔闭式引流瓶要低于胸部 60~100 cm。	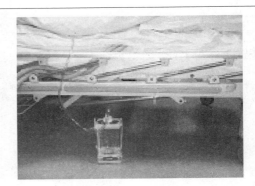 图 5-10
12. 嘱患者咳嗽，观察引流瓶长玻璃管水柱波动情况。密切观察患者的反应。 注意：一般情况下，水柱上下波动的范围大约为 4~6 cm。	
13. 取出弯盘，撤去治疗巾，脱下手套。	
14. 再次核对患者，协助患者取舒适卧位。	
15. 指导、交代患者注意事项；对使用后用物进行分类处置；洗手；记录：引流液的颜色、性质和量。	

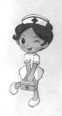

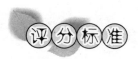

胸腔闭式引流管护理技术评分标准

班级：　　　　　姓名：　　　　　学号：　　　　　得分：

项　目	分值	操作实施要点	得分及扣分依据
素质要求 （10分）	4	仪表端庄，服装整洁	
	6	沟通技巧：表情自然、语言亲切、流畅、通俗易懂，能完整体现护理要求及对患者的关爱	
评估与指导 （10分）	3	评估患者全身情况	
	2	观察局部伤口情况	
	3	观察长玻璃管的水柱波动情况	
	2	评估患者对引流管的理解及更换引流瓶的配合	
操作过程	操作前准备 （10分）	2	护士准备：着装整洁，修剪指甲，洗手，戴口罩、帽子	
		5	物品准备：备齐用物（少备一种扣1分，扣完为止）	
		1	环境准备：环境清洁，光线充足，温暖舒适	
		2	患者准备：患者体位舒适，必要时使用屏风	
	操作中 （55分）	5	检查胸腔闭式引流装置	
		5	倒无菌生理盐水于引流瓶内（3分），连接管道（1分），用无菌纱布包裹（1分）	
		5	核对患者、解释	
		5	铺治疗巾（1分）、置弯盘（1分），血管钳双向夹管（3分）	
		5	戴手套（1分），初次消毒（2分），分离胸腔引流管（2分）	
		5	将胸腔引流管前端向上提起，使引流液全部流入胸腔引流瓶内	
		5	再次消毒引流管口（2分），将胸腔引流管与水封瓶连接管紧密连接（3分）	
		5	松开血管钳，将胸腔引流瓶置于适宜处	
		5	嘱患者咳嗽，观察引流瓶长玻璃管水柱波动情况	
		5	取出弯盘，撤去治疗巾，脱下手套	
		5	再次核对患者，协助患者取舒适卧位	
	操作后整理 （5分）	1	指导、交代患者注意事项	
		1	使用后用物分类处置	
		1	洗手	
		2	记录	
评价（5分）	5	态度认真；严格执行查对制度；护士操作熟练规范	
提问（5分）	5	回答胸腔闭式引流管护理技术相关问题	
总分			

监考教师：　　　　　　　　考核时间：

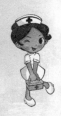

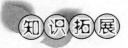

胸腔闭式引流患者的健康教育

对行胸腔闭式引流术的患者进行健康教育,可消除患者的恐惧心理,改善患者不良的心理状态,从而使患者正确对待胸腔闭式引流术,积极配合治疗和护理,预防并发症的发生,促进患者早日恢复健康。

其健康教育的措施包括:①体位指导:半坐卧位,以利引流。② 咳嗽咳痰时的健康指导:鼓励患者深呼吸和主动咳嗽,以利于排出气管深部的痰液和胸腔内积气、积液,使肺复张。③翻身及下床活动时的指导:告之患者在活动时避免牵拉引流管,引流瓶要低于胸部 60～100 cm,避免引流管受压、堵塞和脱落,保持引流管通畅。④防止引流管脱出的健康指导:指导患者及家属将插管与皮肤接触处做好标记,观察是否有引流管脱出。发现有引流管脱出时,应立即通知医护人员,并用凡士林纱布覆盖,用纱布棉垫封闭引流管口。患者和家属不可自行将引流管与引流瓶分开。如出现引流管与引流瓶分开情况,应立即夹紧上段引流管,通知护理人员重新更换引流瓶装置。

(赵久华)

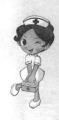

第六章　泌尿外科护理技术

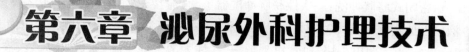

实训　膀胱冲洗护理

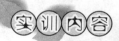

1. 能说出膀胱冲洗的目的及其护理要点。
2. 能正确进行膀胱冲洗。
3. 操作中树立无菌观念。
4. 操作中树立爱伤观念,体现人文关怀。

实训内容

（一）膀胱冲洗目的

1. 清洁膀胱,使尿液引流通畅。
2. 治疗某些膀胱疾病。
3. 清除膀胱内血凝块、黏液、细菌等异物,预防泌尿道感染的发生。
4. 泌尿外科手术后预防血块形成。

（二）操作准备

1. 操作前评估与指导　观察患者病情、体位及配合程度;评估适宜的冲洗液种类、量及温度;评估患者的心理状态;评估患者尿路症状、尿液排出情况。

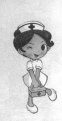

2. 操作前准备

（1）护士准备：着装整洁，修剪指甲，洗手，戴口罩、帽子。

（2）患者准备：按导尿术插入导尿管，并按留置导尿法固定导尿管；向患者及家属介绍操作目的、方法；帮助患者取舒适卧位，必要时使用屏风遮挡。

（3）用物准备

密闭式膀胱冲洗：一次性膀胱冲洗器1套、棉签、安尔碘、无菌纱布2块、无菌冲洗药液（生理盐水配制、0.02％呋喃西林、0.02％依沙吖啶、3％硼酸等；液量1 000～1 500 ml）、无菌巾1块、血管钳1把、一次性无菌手套1副、弯盘、集尿袋、输液架等。治疗车下层放置便盘和便盘巾，酌情备屏风。

开放式膀胱冲洗：膀胱冲洗包1个（内含无菌治疗碗2个、无菌纱布2块、无菌巾1块、注洗器或膀胱冲洗器1个、血管钳1把）、无菌持物钳、无菌冲洗药液（0.02％呋喃西林、0.02％依沙吖啶、3％硼酸等）、弯盘1个、一次性无菌手套1副。治疗车下层放置便盘和便盘巾，酌情备屏风。

（4）环境准备：病室安静整洁、光线充足；温、湿度适宜；关闭门窗或使用屏风，适当遮蔽患者。

（三）实施要点

1）密闭式膀胱冲洗

操作流程	图　解
1. 护士携用物（图6-1）来到患者床前。	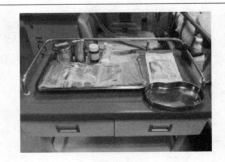图6-1
2. 核对、解释，拉屏风，协助患者取舒适卧位，露出导尿管，检查导尿管的固定情况，排空膀胱。 注意：冲洗前，引流排空膀胱，利于冲洗液顺利滴入膀胱，并使药液与膀胱壁充分接触，保持有效浓度，达到冲洗目的。	

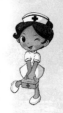

操作流程	图　解
3. 垫无菌巾于引流袋与尿管接头处。	
4. 检查膀胱冲洗液,消毒冲洗液瓶口,检查并启封膀胱冲洗器,插入膀胱冲洗液内,将膀胱冲洗装置挂于输液架上,距床面约 60 cm(图 6 - 2),排气。 注意:①冲洗液使用前仔细检查溶液的有效期、瓶口有无松动、瓶身有无裂痕、溶液有无沉淀等;②气候寒冷时,冲洗液应加温至 35 ℃ 左右,以防冷水刺激膀胱,引起膀胱痉挛。③冲洗液瓶内液面距床面约 60 cm,以便产生一定的压力,利于液体流入。	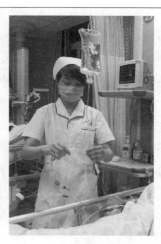 图 6 - 2
5. 戴手套,用血管钳夹闭导尿管引流,手持纱布分开导尿管与集尿袋引流管接头处,消毒导尿管口和引流管接头,将导尿管与膀胱冲洗器的锥形接头端连接(图 6 - 3),喇叭口端与引流袋相连(图 6 - 4)。 注意:①严格执行无菌操作,防止医源性感染。②膀胱冲洗器的 Y 形位置和导尿管与膀胱同一水平,防止逆行感染。③用三腔导尿管引流的,无需分开导尿管与集尿袋引流管,直接消毒导尿管一腔端口后与膀胱冲洗器的锥形接头端连接,喇叭口端关闭即可。	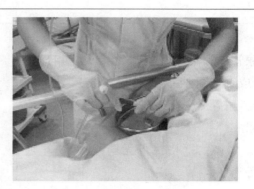 图 6 - 3 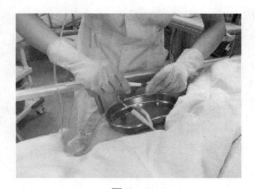 图 6 - 4

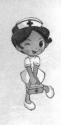

操作流程	图　解
6. 关闭引流管,开放冲洗管,使溶液滴入膀胱,调节滴速(一般为80~100滴/分)。待患者有尿意或滴入200~300 ml溶液后,关闭冲洗管,开放引流管(图6-5),将冲洗液全部引流出来。如此反复冲洗,直至流出液澄清为止。 注意:①冲洗速度根据流出液的颜色、性质进行调节,一般为80~100滴/分;②如果滴入药液,需在膀胱内保留15~30分钟后再引流出体外,或根据需要延长保留时间;③观察患者的反应及冲洗液的量及颜色,评估冲洗液入量和出量,膀胱有无憋胀感。	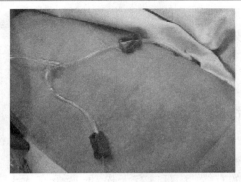 图6-5
7. 冲洗完毕,取下冲洗管,消毒导尿管口和集尿袋引流管接头并相连接(或直接更换一新的集尿袋),妥善固定,位置低于膀胱(图6-6),以利引流尿液。 注意:严格执行无菌操作,防止逆行感染。	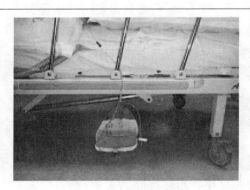 图6-6
8. 协助患者取舒适卧位,整理床单位。指导、交代患者注意事项;对使用后用物进行分类处置;洗手;记录。 注意:记录冲洗液的名称、冲洗量、引流量、引流液性质、冲洗过程中患者的反应。	

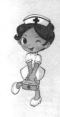

2）开放式膀胱冲洗

操作流程	图　解
1. 护士携用物（图 6-7）来到患者床前。	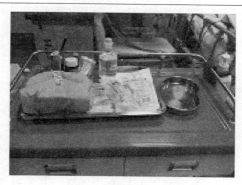 图 6-7
2. 核对、解释，拉屏风，协助患者取舒适卧位，露出导尿管，检查导尿管的固定情况，排空膀胱。 注意：冲洗前，引流排空膀胱，利于冲洗液顺利滴入膀胱，并使药液与膀胱壁充分接触，保持有效浓度，达到冲洗目的。	
3. 检查并打开膀胱冲洗包，倒膀胱冲洗液于其中一治疗碗内。 注意：无菌技术的应用。	
4. 戴无菌手套，将两个无菌治疗碗置于床边。铺无菌巾于引流袋与尿管接头处（图 6-8）。	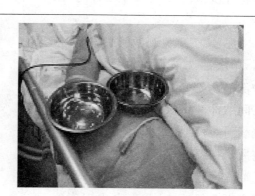 图 6-8

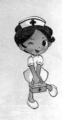

操作流程	图　解
5. 用注洗器抽取膀胱冲洗溶液。	
6. 用血管钳夹闭导尿管引流,消毒导尿管与集尿袋引流管接头处(图 6-9)。 　　注意:严格执行无菌操作,防止医源性感染。	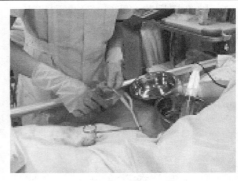 图 6-9
7. 取无菌纱布包裹引流管接头处与导尿管尾端,分离引流管,并用无菌纱布将引流管接头包裹(图 6-10)。 　　注意:①严格执行无菌操作,避免引流管接头污染;②如用三腔导尿管引流的,无需分开导尿管与集尿袋引流管。	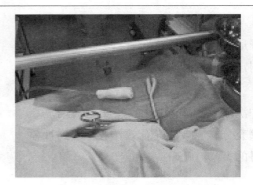 图 6-10
8. 再次消毒导尿管接口,松开血管钳,操作者一手持导尿管,一手用注洗器将冲洗液缓慢注入导尿管内(图 6-11)。 　　注意:①避免刺激膀胱收缩引起不适,单次冲洗液不超过 30 ml,因太多冲洗液易造成膀胱收缩而引起不适;②间歇冲洗每次用量 50～60 ml;③膀胱滴药前,需将尿液引流干净,滴药后将尿管稍提起,使全部药液进入膀胱;④冲洗过程中嘱患者深呼吸,同时注意观察患者的反应,若患者出现腹痛、膀胱收缩剧烈时,先暂停冲洗。	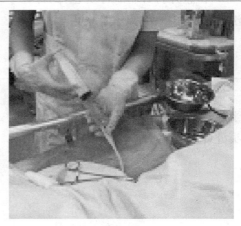 图 6-11

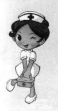

操作流程	图　解
9. 缓慢将注洗器回抽(图 6-12)，并将回抽的冲洗液注入另一无菌治疗碗内或可将导尿管管口置于另一无菌治疗碗内，让冲洗液自行流出。必要时，如 8、9 步骤，反复冲洗，直至流出液澄清为止。 注意：①严格执行无菌操作，防止逆行感染；②若回抽时无法顺利抽出注入的溶液，则不要再灌入；③导尿管口必须低于耻骨联合，确保引流彻底；④冲洗过程中注意观察患者的反应。	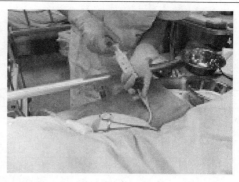 图 6-12
10. 冲洗结束后，再次消毒导尿管与引流管接头，再接回引流袋或重新更换引流袋，妥善固定，位置低于膀胱，以利引流(图 6-13)。	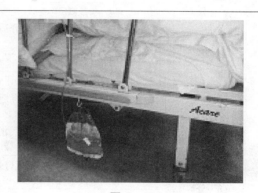 图 6-13
11. 协助患者取舒适卧位，整理床单位。指导、交代患者注意事项；对使用后用物进行分类处置；洗手；记录。 注意：记录冲洗液的名称、冲洗量、引流量、引流液性质、冲洗过程中患者的反应等。	

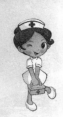

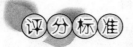

密闭式膀胱冲洗护理技术评分标准

班级：　　　　　姓名：　　　　　学号：　　　　　得分：

项　目	分值	操作实施要点	得分及扣分依据
素质要求 （10分）	4	仪表端庄，服装整洁	
	6	沟通技巧：表情自然，语言亲切、流畅、通俗易懂，能完整体现护理要求及对患者的关爱	
评估与指导 （10分）	3	观察患者病情、体位及配合程度（2分）；评估适宜的冲洗液种类、量及温度（1分）	
	4	评估患者尿路症状、尿液排出情况（2分）；评估患者的心理状态（2分）	
	3	向患者及家属解释有关膀胱冲洗的目的、方法、注意事项和配合要点	
操作过程	操作前准备 （10分）	2	护士准备：着装整洁，修剪指甲，洗手，戴口罩、帽子	
		5	物品准备：备齐用物（少备一种扣1分，扣完为止）	
		1	环境准备：环境清洁，光线充足，温暖舒适，保护患者隐私	
		2	患者准备：患者体位舒适，必要时使用屏风	
	操作中 （55分）	5	核对患者、解释	
		5	协助患者取舒适卧位，检查导尿管的固定情况，排空膀胱	
		5	垫无菌巾于引流袋与尿管接头处	
		5	检查膀胱冲洗液，消毒瓶口，连接膀胱冲洗装置，倒挂于输液架上，排气	
		5	戴手套（1分），用血管钳夹闭导尿管引流（1分），手持纱布分开导尿管与集尿袋引流管接头处（3分）	
		5	消毒导尿管口和引流管接头（3分），将导尿管与膀胱冲洗器的锥形接头端连接（1分），喇叭口端与引流袋相连（1分）	
		5	关闭引流管，开放冲洗管，使溶液滴入膀胱，调节滴速（一般为80～100滴/分）	
		10	待患者有尿意或滴入200～300 ml溶液后（3分），关闭冲洗管（2分），开放引流管，将冲洗液全部引流出来后（3分）。如此反复冲洗，直至流出液澄清为止（2分）	
		5	冲洗完毕，取下冲洗管，消毒导尿管口接尿袋（2分），妥善固定（3分）	
		5	协助患者取舒适卧位，整理床单位	
	操作后整理 （5分）	1	指导、交代患者注意事项并根据情况进行健康教育	
		1	使用后用物分类处置	
		1	洗手	
		2	记录	
评价（5分）	5	态度认真；严格执行查对制度；护士操作熟练规范	
提问（5分）	5	回答膀胱冲洗护理技术的相关问题	
总分			

监考教师：　　　　　　　　　　考核时间：

开放式膀胱冲洗护理技术评分标准

班级：　　　　　　姓名：　　　　　　学号：　　　　　　得分：

项　目	分值	操作实施要点	得分及扣分依据
素质要求 （10分）	4	仪表端庄，服装整洁	
	6	沟通技巧：表情自然，语言亲切、流畅、通俗易懂，能完整体现护理要求及对患者的关爱	
评估与指导 （10分）	3	观察患者病情、体位及配合程度（2分）；评估适宜的冲洗液种类、量及温度（1分）	
	4	评估患者尿路症状、尿液排出情况（2分）；评估患者的心理状态（2分）	
	3	向患者及家属解释有关膀胱冲洗的目的、方法、注意事项和配合要点	
操作过程	操作前准备 （10分）	2	护士准备：着装整洁，修剪指甲，洗手，戴口罩、帽子	
		5	物品准备：备齐用物（少备一种扣1分，扣完为止）	
		1	环境准备：环境清洁，光线充足，温暖舒适，保护患者隐私	
		2	患者准备：患者体位舒适，必要时使用屏风	
	操作中 （55分）	5	核对患者、解释	
		5	协助患者取舒适卧位，检查导尿管的固定情况，排空膀胱	
		5	检查并打开膀胱冲洗包，倒膀胱冲洗液于其中一治疗碗内	
		5	戴无菌手套，铺无菌巾于引流袋与尿管接头处	
		5	注洗器抽取冲洗液（1分）。血管钳夹闭导尿管引流（1分），消毒导尿管与集尿袋引流管接头处（3分）	
		5	取无菌纱布包裹引流管接头处与导尿管尾端（1分），分离引流管（1分），并用无菌纱布将引流管接头包裹（3分）	
		5	再次消毒导尿管接口（2分），松开血管钳（1分），用注洗器将冲洗液缓慢注入导尿管内（2分）	
		10	缓慢将注洗器回抽（4分），并将回抽的冲洗液注入另一无菌治疗碗内或可将导尿管管口置于另一无菌治疗碗内，让冲洗液自行流出（4分）。必要时，如8、9步骤，反复冲洗，直至流出液澄清为止（2分）	
		5	冲洗结束后，再次消毒导尿管与引流管接头（3分），再接回引流袋或重新更换引流袋（1分），妥善固定（1分）	
		5	协助患者取舒适卧位，整理床单位	
	操作后整理 （5分）	1	指导、交代患者注意事项并根据情况进行健康教育	
		1	使用后用物分类处置	
		1	洗手	
		2	记录	
评价（5分）	5	态度认真；严格执行查对制度；护士操作熟练规范	
提问（5分）	5	回答膀胱冲洗护理技术的相关问题	
总分			

监考教师：　　　　　　　　　　考核时间：

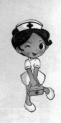

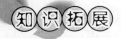

关于膀胱冲洗,其在预防尿路感染上受到质疑,无论是开放式还是密闭式冲洗,都会带来外在的感染威胁。目前专家建议采用"内冲洗患"的方式,即大量饮水,每日饮水量维持在2 000 ml左右,以产生足够的尿量,冲洗尿道,防止感染的发生。

(赵久华)

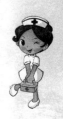

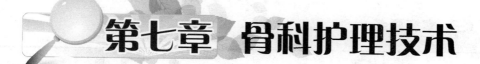

第七章 骨科护理技术

实训 1　皮牵引护理（以成人下肢皮牵引为例）

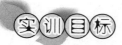

1. 能说出皮牵引护理的目的及其护理要点。
2. 能正确对患者进行皮肤牵引护理的操作及进行肢体功能锻炼指导。
3. 操作中体现出对患者的关爱。

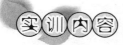

（一）皮牵引护理目的

1. 使患者维持有效牵引,达到治疗目的。
2. 预防并发症。

（二）操作准备

1. 操作前评估与指导　观察患肢有无肿胀、皮肤有无破损、患肢的长短与周径;护理人员应向患者及家属说明皮牵引的目的、体位、持续时间及可能出现的不适等,取得患者的配合。

2. 操作前准备

(1) 护士准备:着装整洁,修剪指甲,洗手,戴口罩、帽子。

(2) 患者准备:做好心理护理,消除对皮牵引的恐惧心理;帮助患者取舒适卧位,必要

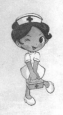

时使用屏风遮挡。

（3）用物准备：牵引架、皮牵引套一副（根据患肢的周径选择）、棉质毛巾 2 条或棉垫、牵引绳一根、牵引钩一个、牵引锤数个等。

（4）环境准备：病室安静整洁、光线充足；温、湿度适宜；关闭门窗或使用屏风，适当遮蔽患者。

（三）实施要点

操作流程	图　解
1. 护士携用物（图7-1-1）来到患者床前。	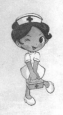 图 7-1-1
2. 核对、解释，安置病置人平卧位，暴露患肢，注意保暖和保护患者隐私。 注意：①下肢保持外展中立位；②嘱患者及家属不能擅自改变体位。	
3. 助手牵拉固定患肢轻轻抬离床面约 10 cm，操作者迅速将皮牵引套平铺于床上，调节好长度，暴露膝关节（图7-1-2）。牵引套上缘位于大腿中上 1/3 处，下缘至踝关节上 3 横指，暴露踝关节。	 图 7-1-2
4. 用毛巾包裹牵引的肢体，放下患肢，骨突部位用棉垫或棉花包绕、垫好。	

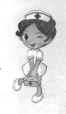

操作流程	图　解
5. 系上皮牵引套的尼龙搭扣,松紧度以能够伸进1～2指为宜(图7-1-3)。 注意:①观察肢端末梢血运,每2～4小时打开牵引套一次,放松20～30分钟后再予以固定;②每日检查皮肤完整性,定期用清水擦洗患肢,用毛巾或棉垫保护骨突部位,预防压疮。	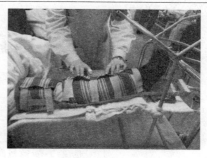 图7-1-3
6. 安装牵引架,系好牵引绳,挂上重锤,悬离地面(图7-1-4)。 注意:①牵引重量一般不超过5 kg,否则牵引力过大,易损伤足后跟皮肤或引起水泡,影响继续牵引治疗;②嘱患者及家属不能随便增减牵引重量。	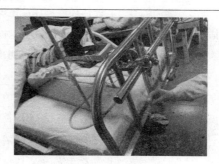 图7-1-4
7. 全面检查牵引情况,包括牵引架的位置、角度、高度及牵引绳有无阻力等。 注意:①牵引期间每日检查牵引装置及效果,如牵引位置、力线是否正确;②牵引绳与滑轮是否合槽;③重锤是否离地,牵引钩是否与床架接触。	
8. 协助患者取舒适卧位,整理床单位。	
9. 指导患者进行肌肉收缩运动、关节活动,促进血液循环,防止肌肉萎缩和关节僵硬。交代患者注意事项。	
10. 对使用后用物进行分类处置;洗手;记录。	

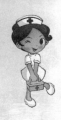

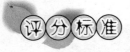

评分标准

皮牵引护理技术评分标准

班级：　　　　　姓名：　　　　　学号：　　　　　得分：

项　目	分值	操作实施要点	得分及扣分依据
素质要求 （10分）	4	仪表端庄，服装整洁	
	6	沟通技巧：表情自然，语言亲切、流畅、通俗易懂，能完整体现护理要求及对患者的关爱	
评估与指导 （10分）	3	评估环境：宽敞、光线适宜，注意保护患者隐私	
	4	观察患者患肢有无肿胀，皮肤有无破损，下肢的长短与周径	
	3	向患者及家属说明皮牵引的目的、体位、持续时间及可能出现的不适等，取得患者的配合	
操作过程	操作前准备 （10分）	2	护士准备：着装整洁，修剪指甲，洗手，戴口罩、帽子	
		5	物品准备：备齐用物（少备一种扣1分，扣完为止）	
		1	环境准备：环境清洁，光线充足，温暖舒适	
		2	患者准备：患者体位舒适，必要时使用屏风	
	操作中 （55分）	5	核对	
		5	安置患者平卧位，暴露患肢，注意保暖和保护患者隐私	
		10	助手握住肢体远端，沿纵轴方向牵引患肢	
		10	操作者将棉质毛巾及皮牵引带包裹于患肢上，将皮牵引带调整至肢体的功能位置	
		10	将牵引绳一端连接牵引带，另一端通过牵引床尾的滑轮连接牵引钩，调节滑轮高度，将牵引锤置于牵引钩上，保持牵引绳与患肢在一条轴线上	
		10	助手缓慢放开牵引肢体，将松软的棉被或毛毯轻盖于牵引肢体上，抬高床尾10 cm	
		5	整理床单元	
	操作后整理 （5分）	1	指导、交代患者注意事项	
		2	使用后用物分类处置	
		1	洗手	
		1	记录	
评价（5分）		5	态度认真；严格执行查对制度；护士操作熟练规范	
提问（5分）		5	回答皮牵引护理技术的相关问题	
总分				

监考教师：　　　　　　　　　　　考核时间：

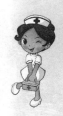

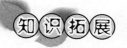

　　牵引的患者冬季要注意保暖。严密观察病情,认真倾听患者主诉,发现异常积极采取措施,并报告医生;对重患者、老年患者定时巡视。指导患者给予高蛋白、高维生素、高钙饮食。出院后定期复诊。

（杨　琴）

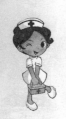
实训 2　骨牵引护理

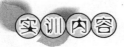

1. 能说出骨牵引护理的目的及其护理要点。
2. 能正确对患者进行骨牵引护理的操作及肢体功能锻炼指导。
3. 操作中体现出对患者的关爱。

实训内容

（一）骨牵引护理目的

1. 使患者维持有效牵引,达到治疗目的。
2. 预防并发症。

（二）操作准备

1. 操作前评估与指导　患者的意识状态、病情;患肢的感觉、运动、血供情况;患者皮肤情况;患者自理能力、配合能力等。
2. 操作前准备
(1) 护士准备:着装整洁,修剪指甲,洗手,戴口罩、帽子。
(2) 患者准备:做好心理护理,消除对骨牵引的恐惧心理;帮助患者取舒适卧位,必要时使用屏风遮挡。
(3) 用物准备:治疗盘内备有 75％乙醇、棉签、治疗卡、测量皮尺等。
(4) 环境准备:病室安静整洁、光线充足;温、湿度适宜;关闭门窗或使用屏风,适当遮蔽患者。

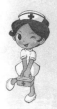

（三）实施要点

操作流程	图　解
1. 护士携用物来到患者床前，核对、解释。 注意：对新牵引的患者，应认真交接班。	
2. 保持有效牵引 （1）肢体牵引时应每日测量两侧肢体的长度（图7-2-1），避免发生过度牵引。 （2）每天检查牵引装置及效果、包扎的松紧度、有无滑脱或松动，保持牵引锤悬空、滑车灵活。 （3）设置对抗牵引：颅骨牵引时，应抬高床头；下肢牵引时，应抬高床尾15°～30°。 （4）嘱咐患者家属不要擅自改变体位，不能随便增减牵引重量。 （5）颅骨牵引者应每日将颅骨牵引弓靠拢压紧螺母拧紧0.5～1圈，防止颅骨牵引弓松脱。	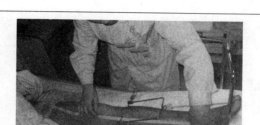 图7-2-1
3. 维持有效血液循环　密切观察患者患肢末梢血液循环情况，检查局部包扎有无过紧，牵引重物是否过大（图7-2-2）。若局部出现青紫、肿胀、发冷、麻木、疼痛、运动障碍以及脉搏细弱时，应详细检查、分析原因并及时报告医生。	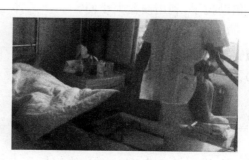 图7-2-2

操作流程	图　解
4. 预防感染　保持牵引针眼干燥、清洁；每日用 75% 乙醇消毒穿针处（图 7-2-3）。注意牵引针有无左右偏移。若牵引针有滑动移位，应消毒后，予以调整。	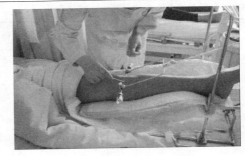 图 7-2-3
5. 预防并发症　注意观察并预防足下垂、压疮、坠积性肺炎、便秘等并发症（图 7-2-4）。	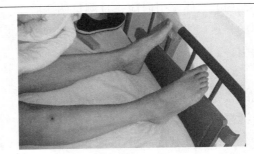 图 7-2-4
6. 加强患者的生活护理 （1）定期为患者做清洁卫生护理，如洗头、擦浴等，使患者清洁、舒适，也有利于血液循环。 （2）若病情许可，可教会患者在床上借助拉手，利用便盆大小便。 （3）冬季注意肢体保温，可用棉被覆盖或包裹患肢，防止受凉（图 7-2-5）。	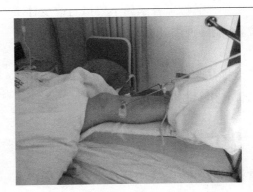 图 7-2-5
7. 协助患者取舒适卧位，整理床单位。交代患者注意事项。对使用后用物进行分类处置；洗手；记录。	

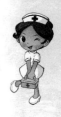

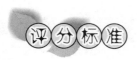 评分标准

骨牵引护理技术评分标准

班级：　　　　姓名：　　　　学号：　　　　得分：

项　目	分值	操作实施要点	得分及扣分依据
素质要求 （10分）	4	仪表端庄，服装整洁	
	6	沟通技巧：表情自然，语言亲切、流畅、通俗易懂，能完整体现护理要求及对患者的关爱	
评估与指导 （10分）	2	评估环境：宽敞、光线适宜，注意保护患者隐私	
	5	患者的意识状态、病情；患肢的感觉、运动、血供情况；患者皮肤情况；患者自理能力、配合能力等	
	3	向患者及家属说明骨牵引护理的目的，取得患者的配合	
操作过程	操作前准备 （10分）	2 护士准备：着装整洁，修剪指甲，洗手，戴口罩、帽子	
		5 物品准备：备齐用物（少备一种扣1分，扣完为止）	
		1 环境准备：环境清洁，光线充足，温暖舒适	
		2 患者准备：患者体位舒适，必要时使用屏风	
	操作中 （55分）	5 核对	
		5 安置患者体位，暴露患肢，注意保暖和保护患者隐私	
		10 保持有效牵引：检查牵引装置及效果、包扎的松紧度等	
		10 维持有效血液循环：密切观察患者患肢末梢血液循环情况并及时处理	
		10 预防感染：每日用75%乙醇消毒穿针处	
		10 指导患者功能锻炼，预防并发症	
		5 整理床单元	
	操作后整理 （5分）	1 指导、交代患者注意事项	
		2 使用后用物分类处置	
		1 洗手	
		1 记录	
评价（5分）	5	态度认真；严格执行查对制度；护士操作熟练规范	
提问（5分）	5	回答骨牵引护理技术的相关问题	
总分			

监考教师：　　　　　　　　　考核时间：

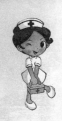
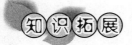

骨牵引患者健康指导

1. 心理护理：颅骨牵引时，为防止针眼处感染，需备皮。对女患者要特别做好解释，积极配合医生的治疗。

2. 饮食护理：普食，要求给予高营养、富含维生素的食物；多吃新鲜蔬菜和水果。

3. 出院指导：督促患者做被动的肌肉和关节的锻炼。

（杨　琴）

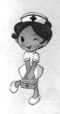

实训 3　石膏外固定技术

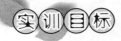

1. 能说出石膏外固定的目的及其护理要点。
2. 能正确进行石膏外固定。
3. 操作中体现出对患者的关爱。

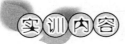

（一）石膏外固定目的

1. 某些骨折术后的辅助性固定，关节损伤和关节脱位复位后的固定。
2. 周围神经、血管、肌腱断裂或损伤，手术修复后的制动。
3. 骨与关节急慢性炎症的局部制动。
4. 畸形矫正后矫形位置的维持和骨关节手术后的固定。

（二）操作准备

1. 操作前评估与指导　观察患者全身情况、骨折情况；评估患者对骨折石膏外固定护理知识了解程度；评估患者的心理状态；评估患者自理程度，决定给予护理的方式。

2. 操作前准备

（1）护士准备：着装整洁，修剪指甲，洗手，戴口罩、帽子。

（2）患者准备：做好心理护理，消除对石膏外固定的恐惧心理；帮助患者取舒适卧位，必要时使用屏风遮挡；鼓励患者认真观察学习，参与石膏外固定护理的整个过程。

（3）用物准备：手套、石膏绷带、绷带、胶布、浸泡桶、温开水、棉签、医疗垃圾袋、剪刀、支撑木棍、各种衬垫、石膏桌等。

（4）环境准备：病室安静整洁、光线充足；温、湿度适宜；关闭门窗或使用屏风，适当遮蔽患者。

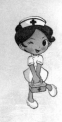

（三）实施要点

操作流程	图　解
1. 护士携用物（图7-3-1）来到患者床前。	 图7-3-1
2. 一次性中单垫于患者床上,戴手套。	
3. 注意人员分工,肢体应由专人扶持保护,以塑料布遮盖其他部分,以防石膏糊沾污。为保护骨隆突部的皮肤和软组织不受坚硬石膏所压,在包石膏前必须先放置衬垫,最好两层,常用有棉纸、棉垫等。	
4. 固定肢体关节于功能位或所需的特殊位置。	
5. 根据肢体的长度、周径及制作成的形状,预定石膏的长宽尺寸及数量。	
6. 制造石膏条的方法是按所需长度,将石膏绷带卷在石膏桌上摊开,来往折叠约10～12层为一条（图7-3-2）。	 图7-3-2

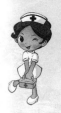

操作流程	图　解
7. 助手将温水注入浸泡桶内,约桶深 1/2,待用(图 7-3-3)。	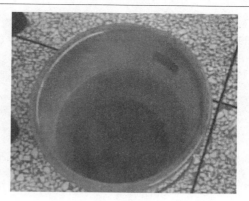 图 7-3-3
8. 根据石膏外固定的需要制作好石膏条带,并予以折叠后放置待用(图 7-3-4)。	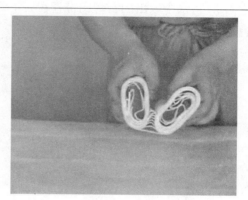 图 7-3-4
9. 往浸泡桶中浸放石膏卷时,双手应抓持石膏卷或条的两端,需平放下去,以免石膏粉从卷的中心处洒落(图 7-3-5)。	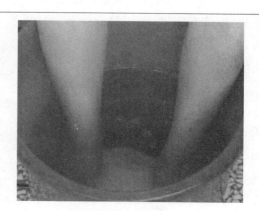 图 7-3-5
10. 石膏卷需完全浸没于水中,并待其在水中停止冒气泡时,再从水中取出。	

操作流程	图 解
11. 取出水面后,用两手将其向中间轻挤,以挤出过多的水分(图7-3-6)。	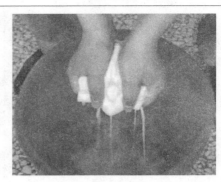 图 7-3-6
12. 将水中取出的石膏绷带卷在石膏桌上迅速摊开,用手掌来回磨平(图7-3-7)。	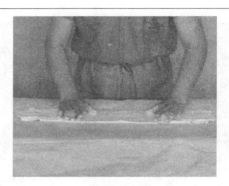 图 7-3-7
13. 包石膏前需再清洁好固定部位的皮肤,若有伤口,则用消毒纱布、棉垫覆盖,避免用绷带环绕包扎或粘贴橡皮胶。	
14. 放置衬垫,最好两层,常用有棉纸、棉垫等,保护骨隆突部的皮肤和软组织不受坚硬石膏所压(图7-3-8)。	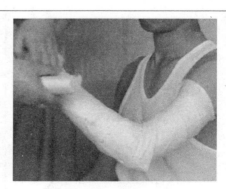 图 7-3-8

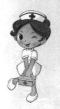

操作流程	图　解
15. 术者打管型石膏时,以右手握住石膏绷带卷,左手将石膏绷带卷的开端部分贴于患者肢体上。右手握石膏绷带卷围着肢体由近侧向远侧迅速向前滚动,左手随即将包上肢体的石膏绷带按抚妥帖,以使石膏绷带之间的空气及多余水分挤出。 　　注意:不可包得太紧或过松。每一圈石膏绷带应盖住上一卷石膏绷带的下 1/3,当石膏绷带卷经过肢体的上粗下细、周径不等之处时,必须用左手打"褶裥",且要保持平整。	
16. 助手应有手掌托扶石膏,禁用手指托扶,以避免在局部石膏上留有凹陷,形成对患肢的压迫点,防止出现压疮(图 7 - 3 - 9)。	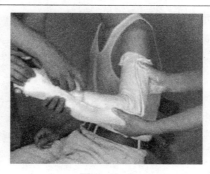 图 7 - 3 - 9
17. 石膏绷带包至一定厚度或达到要求厚度但尚未硬固时,可用手掌在石膏绷带上的一定部位予以适当而均匀的、平面性的压力,使石膏绷带能符合肢体轮廓,以增强石膏绷带对肢体的固定性能。捏塑部位一般都在骨突部上方凹陷处(图 7 - 3 - 10)。肢体石膏托外固定时应外加纱布绷带固定。	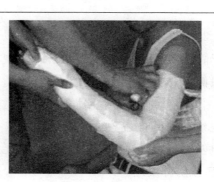 图 7 - 3 - 10
18. 石膏边缘应修剪光滑、整齐,避免皮肤受卡压或摩擦。最后用色笔在石膏显著部位标记诊断及日期,有创面者应将创面的位置标明,以备开窗。	

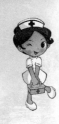

操作流程	图 解
19. 石膏绷带包成后,应充分暴露不包括在固定范围内的关节。四肢石膏绷带应暴露手指、足趾,以便观察肢体血液循环、感觉和运动功能等,同时可作功能锻炼(图7-3-11)。	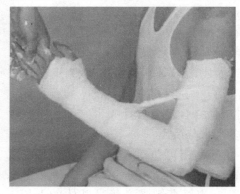 图7-3-11
20. 待石膏干燥后,上肢用绷带或三角巾绕颈悬吊于胸前(图7-3-12),下肢可略抬高均匀放置在支撑物上。	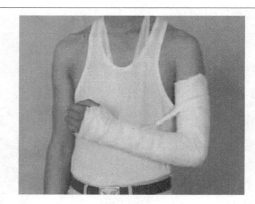 图7-3-12
21. 加强护理 ①应抬高患肢,以利于静脉和淋巴回流,促进消肿。②观察患侧肢体末梢循环、感觉及运动情况。③若有创面,观察创面出血情况。④观察有无感染迹象。⑤应预防石膏压迫创面形成压疮。⑥指导患者功能锻炼,预防并发症。	
22. 协助患者取舒适卧位,整理床单位。指导、交代患者注意事项;对使用后用物进行分类处置;洗手;记录。	

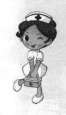

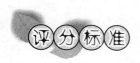

石膏绷带外固定技术评分标准

班级：　　　　　　姓名：　　　　　　学号：　　　　　　得分：

项　目	分值	操作实施要点	得分及扣分依据
素质要求 （10分）	4	仪表端庄，服装整洁	
	6	沟通技巧：表情自然、语言亲切、流畅、通俗易懂，能完整体现护理要求及对患者的关爱	
评估与指导 （10分）	3	观察患者骨折类型及情况	
	4	评估患者骨折的功能状况、自理程度及心理接受程度	
	3	指导解释石膏固定方法、目的、自我管理的重要性，引导患者主动参与石膏绷带外固定管理	
操作过程	操作前准备 （10分）	2	护士准备：着装整洁，修剪指甲，洗手，戴口罩、帽子	
		5	物品准备：备齐用物（少备一种扣1分，扣完为止）	
		1	环境准备：环境清洁，光线充足，温暖舒适	
		2	患者准备：患者体位舒适，必要时使用屏风	
	操作中 （55分）	5	核对	
		5	安置患者合适体位，协助医生进行石膏绷带的固定	
		5	根据骨折部位确定石膏绷带制作条带的层数、制作束带的石膏绷带的数量	
		5	石膏绷带与皮肤之间应加垫棉垫	
		5	骨性隆起区域应加衬垫	
		5	助手应用手掌托起未干石膏	
		5	绷带固定时应从肢体近侧向远侧包扎	
		5	固定完毕后应等待石膏干燥、成型	
		5	维持有效血液循环：密切观察患者患肢末梢血液循环情况并及时处理	
		5	观察创面出血情况，有无感染迹象	
		5	指导患者功能锻练，预防并发症	
	操作后整理 （5分）	2	指导、交代患者注意事项	
		1	使用后用物分类处置	
		1	洗手	
		2	记录	
评价（5分）		5	态度认真；严格执行查对制度；护士操作熟练规范	
提问（5分）		5	回答石膏外固定护理技术的相关问题	
总分				

监考教师：　　　　　　　　　考核时间：

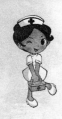

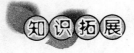

石膏托外固定患者的功能锻炼

　　向患者及家属讲解石膏外固定后肢体早期功能锻炼的意义和方法,指导患者做石膏固定部位肢体肌肉等长舒缩活动;指导患者石膏固定肢体邻近关节及指(趾)的活动,加强未行石膏固定肢体的主动活动,以促进全身血液循环,防止废用性萎缩、关节僵硬等。下肢骨折石膏外固定后病情允许时应鼓励下床活动,先在床边坐立,后可使用双侧拐杖、助行器等短距离行走,然后逐步过渡到单侧拐杖行走,最后丢去拐杖行走。石膏拆除后每天按摩肌肉 2～4 次,并加强主动活动及抗阻力活动。

(潘　淳)

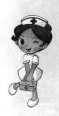

实训4　小夹板外固定技术

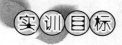

1. 能说出小夹板外固定的目的及其护理要点。
2. 能正确进行小夹板外固定。
3. 操作中体现出对患者的关爱。

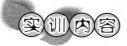

（一）小夹板外固定目的

1. 维持固定四肢长管骨闭合性骨折复位后的功能位置。
2. 保护患部,制动,有助于骨折的愈合。

（二）操作准备

1. 操作前评估与指导　观察患者全身情况、骨折情况;评估患者对骨折小夹板固定护理知识的了解程度;评估患者的心理状态;评估患者自理程度,决定给予护理的方式。

2. 操作前准备

（1）护士准备:着装整洁,修剪指甲,洗手,戴口罩、帽子。

（2）患者准备:做好心理护理,消除对小夹板外固定的恐惧心理;帮助患者取舒适卧位,必要时使用屏风遮挡;鼓励患者认真观察学习,参与小夹板外固定护理的整个过程。

（3）用物准备:手套、小夹板、绷带、压垫、剪刀、棉签、医疗垃圾袋带等。

（4）环境准备:病室安静整洁、光线充足;温、湿度适宜;关闭门窗或使用屏风,适当遮蔽患者。

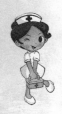

（三）实施要点

操作流程	图　解
1. 护士携用物（图7-4-1）来到患者床前。	 图7-4-1
2. 核对、解释，协助患者取舒适坐、卧位。	
3. 患侧肢体应由助手扶持并利用身体的后倾重量持续牵引。	
4. 在麻醉下解除疼痛，使肌肉松弛，术者对准方向，采用牵引、反折、回旋、按压、分骨和扳正等手法进行。	
5. 骨折复位后，在骨折部敷上外敷药，有利于骨折愈合（图7-4-2）。	 图7-4-2

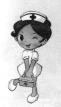

操作流程	图　解
6. 用绷带松松包扎 4～5 层,固定外敷药(图 7-4-3)。	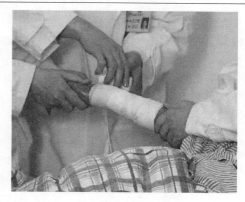 图 7-4-3
7. 根据需要选择适用的压垫,安放在肢体适当部位(图 7-4-4)。	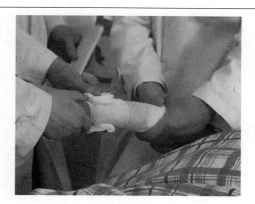 图 7-4-4
8. 常用的有两点加压法(图 7-4-5)和三点加压法(图 7-4-6)。	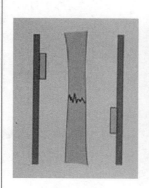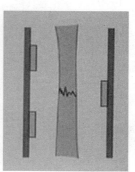 图 7-4-5　　　　图 7-4-6

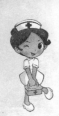

操作流程	图　解
9. 强调助手维持复位肢端稳定。以桡骨远端骨折为例，术者先安放前臂腹侧夹板（图7-4-7）。	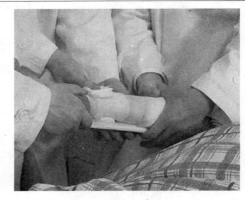 图7-4-7
10. 再安放前臂背侧夹板（图7-4-8）。	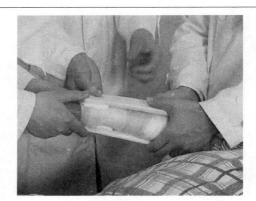 图7-4-8
11. 然后安放前臂桡侧夹板（图7-4-9）。	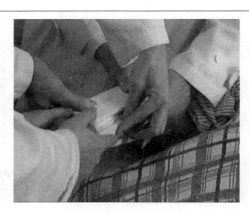 图7-4-9

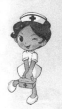

操作流程	图　解
12. 最后安放前臂尺侧夹板(图 7 - 4 - 10)。	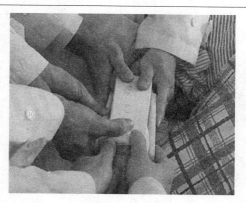 图 7 - 4 - 10
13. 用绷带制作成扎带备用,扎带长度为固定肢体的周径 3～4 倍的长度。	
14. 夹板安放完毕后,先捆扎夹板中间扎带(图7 - 4 - 11)。注意捆扎时双手同时用力,使压力均匀,并防止夹板旋转移动。	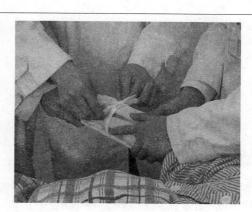 图 7 - 4 - 11

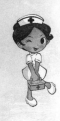

操作流程	图　解
15. 再捆扎夹板远端扎带(图 7 - 4 - 12)。	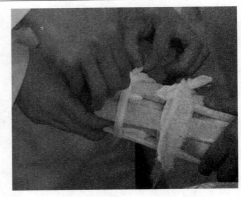 图 7 - 4 - 12
16. 最后捆扎夹板近端扎带,共用扎带 3～4 条(图 7 - 4 - 13)。	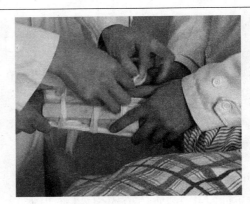 图 7 - 4 - 13
17. 扎带结打在夹板上,方向统一,修剪扎带长度,结头留 1.5 cm,结头结实;小夹板之间留有 1.5～2 cm 的空隙;调整扎带松紧度,松紧度以扎带上下移动 1 cm 为宜(图 7 - 4 - 14)。随着患肢肿胀逐渐消退,应注意经常调整扎带松紧度。	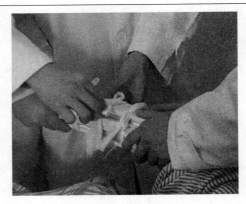 图 7 - 4 - 14

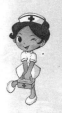

操作流程	图　解
18. 上肢骨折小夹板外固定后用三角巾或绷带悬挂于心脏水平（图7-4-15）或置于外展支架上,下肢骨折小夹板外固定后可置于布朗氏架上,保持中立位,严禁外旋。 　　注意:定期进行骨折对位情况的X线检查,如有断端移位或压力垫移动,应随时纠正。	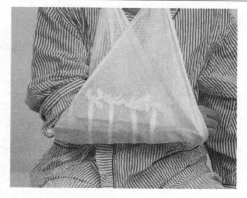 图7-4-15
19. 观察骨折远端指（趾）的运动、感觉及甲床血液循环情况（图7-4-16）。	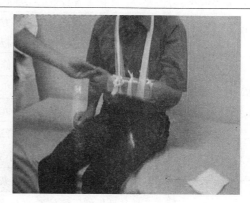 图7-4-16
20. 固定期间应根据不同的骨折部位情况积极指导患者进行功能锻炼（图7-4-17）。	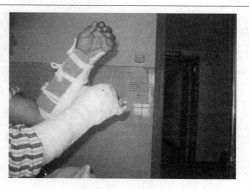 图7-4-17
21. 协助患者取舒适卧位,整理床单位。指导、交代患者注意事项;对使用后用物进行分类处置;洗手;记录。	

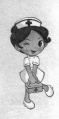

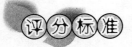

小夹板外固定技术评分标准

班级：　　　　　　　姓名：　　　　　　　学号：　　　　　　　得分：

项　目	分值	操作实施要点	得分及扣分依据
素质要求 （10分）	4	仪表端庄，服装整洁	
	6	沟通技巧：表情自然，语言亲切、流畅、通俗易懂，能完整体现护理要求及对患者的关爱	
评估与指导 （10分）	3	观察患者骨折类型及情况	
	4	评估患者骨折的功能状况、自理程度及心理接受程度	
	3	指导解释小夹板固定方法、目的、自我管理的重要性，引导患者主动参与小夹板固定管理	
操作过程	操作前准备 （10分）		
	2	护士准备：着装整洁，修剪指甲，洗手，戴口罩、帽子	
	5	物品准备：备齐用物（少备一种扣1分，扣完为止）	
	1	环境准备：环境清洁，光线充足，温暖舒适	
	2	患者准备：患者体位舒适，必要时使用屏风	
	操作中 （50分）		
	5	核对，协助医生进行小夹板固定	
	5	根据骨折部位选择小夹板的种类	
	5	骨折处压垫放置的方法	
	5	小夹板放置的循序	
	5	扎带包扎的循序，用力技巧	
	5	包扎完毕调整扎带的松紧度	
	10	维持有效血液循环：密切观察患者患肢末梢血液循环情况并及时处理	
	10	指导患者功能锻炼，预防并发症	
	操作后整理 （10分）		
	5	指导、交代患者注意事项	
	2	使用后用物分类处置	
	1	洗手	
	2	记录	
评价（5分）	5	态度认真；严格执行查对制度；护士操作熟练规范	
提问（5分）	5	回答小夹板外固定技术的相关问题	
总分			

监考教师：　　　　　　　　　　　　考核时间：

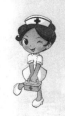

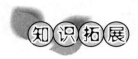

小夹板外固定患者的健康指导

1．小夹板、压垫、绷带要保持清洁干燥。

2．抬高患肢，指导患者密切观察患肢的感觉、运动及末梢循环情况。如发现肢端皮肤青紫或苍白，肤温较对侧下降甚至冰凉，主诉剧痛、麻木等观象，应立即报告医师，及时处理。

3．骨折小夹板外固定后，即应进行正确的功能锻炼，通过患肢肌肉舒缩运动及固定关节以外关节的屈伸运动，促进血液循环及淋巴液回流，加快骨折愈合。

（潘　淳）

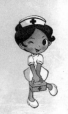

实训 5　关节腔灌洗护理

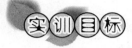

1. 熟悉关节腔灌洗护理的目的。
2. 掌握关节腔灌洗护理要点和观察内容。
3. 熟练掌握关节腔灌洗护理的操作流程,操作过程中能够动作轻柔,体现出对患者的关爱。

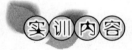

（一）关节腔灌洗护理目的

1. 通过日常护理,保证冲洗及引流的有效性。
2. 防止患者发生关节腔逆行感染。
3. 观察引流液的量、颜色、性质。

（二）操作准备

1. 操作前评估与指导　观察患者全身情况;询问切口疼痛情况;观察切口渗出情况;检查冲洗管和引流管是否通畅。

2. 操作前准备

（1）护士准备:着装整洁,修剪指甲,洗手,戴口罩、帽子。

（2）患者准备:向患者解释更换关节引流管目的,取得患者配合;帮助患者取舒适卧位,必要时使用屏风遮挡。

（3）用物准备:治疗车上层:灌注液体,输液器,一次性负压吸引器,0.5%碘附、快速手消毒液、无菌换药碗内无菌纱布2块和无菌镊子1把、卵圆钳2把、手套、棉签、弯盘、治疗巾、医嘱本、关节腔冲洗标志牌、出入量记录单。治疗车下方:医疗垃圾桶。床旁:输液架。

（4）环境准备:环境整洁、尽可能减少人员走动,闲杂人员回避,适合无菌操作。

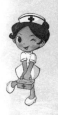

（三）实施要点

1）冲洗管护理

操作流程	图　解
1. 护士携用物（图 7-5-1）来到患者床前，查对医嘱。	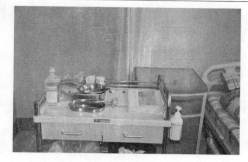 图 7-5-1
2. 核对、解释，协助患者取舒适卧位。	
3. 检查灌注液的名称、质量（图 7-5-2）。 注意：①认真核对，切不可将静脉所用 10％葡萄糖滴入关节腔，以免造成关节肿痛。②讲解操作目的，取得患者合作。	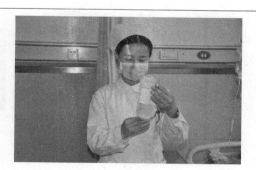 图 7-5-2
4. 消毒灌注液瓶口，连接输液器与灌注液瓶口（图 7-5-3）。 注意：袋装灌注液不需消毒，直接拧开针头插入口的接头，将针头插入孔内。	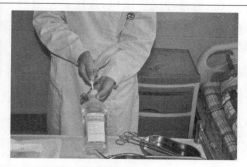 图 7-5-3

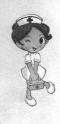

操作流程	图 解
5. 再次核对医嘱,将灌注液瓶挂于输液架上,排气后关闭输液器调节器(图7-5-4)。 注意:调节输液架高度,使悬挂后的灌注液距离患者60~70 cm。	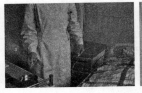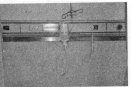 图7-5-4
6. 暴露关节腔冲洗管,将治疗巾垫于冲洗管下,置弯盘于冲洗管接口处(图7-5-5)。 注意:做好保暖工作。	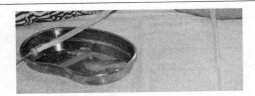 图7-5-5
7. 分离原冲洗管接头,用弯盘垫高冲洗管接头(图7-5-6)。 注意:取下灌注瓶及输液器放于治疗车下层。	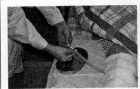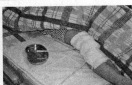 图7-5-6
8. 消毒冲洗管接口,连接新输液器与冲洗管接头(图7-5-7)。 注意:①用0.5%碘附消毒冲洗管入口断端和外侧壁2 cm两次。②连接时用无菌纱布包裹冲洗管已消毒端。	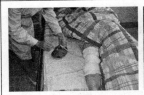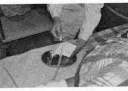 图7-5-7

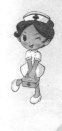

2）关节腔引流管护理

操作流程	图　解
1. 取2把卵圆钳双重夹闭引流接管适宜处（图7-5-8），戴手套。 注意：将弯盘移至引流管接头下方。	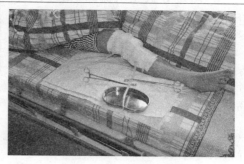 图7-5-8
2. 分离原引流管接头，用弯盘垫高患者端引流管接头（图7-5-9）。 注意：将原负压引流管前端向上提起，使引流液全部流入引流装置内，用脱下的手套包裹接头处，将换下的引流装置放入医用垃圾袋内（图7-5-10）。	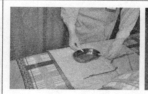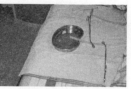 图7-5-9 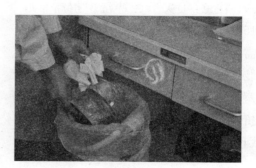 图7-5-10
3. 消毒患者端引流管接口，紧密连接引流管与新负压吸引器（图7-5-11）。 注意：①使用前核对负压吸引器有效期，检查有无破损、漏气。②每日更换一次性负压吸引器，严格无菌操作。③引流管接口处用0.5%碘附消毒两次。	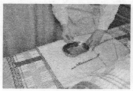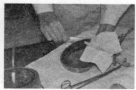 图7-5-11

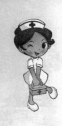

操作流程	图　解
4. 固定好负压引流器,松开卵圆钳,打开冲洗器开关,调节冲洗速度(图7-5-12)。 　　注意:①保持负压引流装置低于患者 50 cm,避免逆行感染。②及时更换冲洗液,及时倾倒引流液。③保持引流管通畅,冲洗过程中应加强巡视,如有异常及时通知医师。	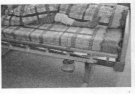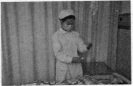 图 7-5-12
5. 再次查对,收拾用物;保持患肢功能位,整理床单位;询问需要,向患者交代注意事项;悬挂关节腔冲洗标志(图7-5-13)。 　　注意:①关节腔冲洗中抬高患肢15°～20°,保持关节于功能位。②患者需要翻身活动时,护士应协助患者搬动肢体,取合适的体位,并妥善固定管道,避免拖、拉、拽等动作,以免造成管道打折、脱落。③勿使被服直接压在创面和引流管道上,保证引流通畅。	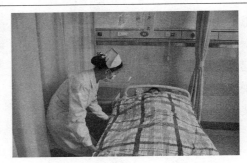 图 7-5-13
6. 分类处置用物;洗手;记录:引流液的量、颜色、性质,保证出入液量相等。	

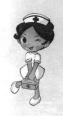

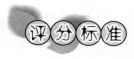 评分标准

关节腔灌洗护理评分标准

班级：　　　　　　姓名：　　　　　　学号：　　　　　　得分：

项　目	分　值	操作实施要点	得分及扣分依据
素质要求 （10分）	4	仪表端庄，服装整洁	
	6	沟通技巧：表情自然，语言亲切、流畅、通俗易懂，能完整体现护理要求及对患者的关爱	
评估与指导 （10分）	3	询问切口疼痛等情况	
	4	观察切口渗出情况及引流管引流是否通	
	3	向患者解释关节腔冲洗的目的，取得患者配合	
操作过程	操作前准备 （10分）	2	护士准备：着装整洁，修剪指甲，洗手、戴口罩、帽子	
		5	物品准备：备齐用物（少备一种扣1分，扣完为止）	
		1	环境准备：环境整洁，减少人员走动，符合无菌操作	
		2	患者准备：协助患者取舒适卧位，解释操作目的，取得配合	
	操作中 （55分）	3	携用物至患者床旁，核查对医嘱，再次核对患者床号、姓名	
		5	消毒灌注液瓶口，连接输液器与灌注液瓶口	
		5	再次核对医嘱，将灌注瓶挂于输液架上，排气后关闭输液器调节器	
		5	暴露冲洗管，垫治疗巾，置弯盘	
		3	分离原冲洗管接头，用弯盘垫高冲洗管接头	
		5	消毒冲洗管接口，连接新输液器与冲洗管接头	
		5	取2把卵圆钳双重夹闭引流接管适宜处，戴手套	
		3	分离原引流管接头，用弯盘垫高引流管接头	
		3	向上提起负压引流管前端，用脱下的手套包裹接头处，将换下的负压吸引器放入医用垃圾袋内	
		5	消毒患者端引流管接口，取无菌纱布包裹	
		5	连接关节引流管与负压引流器紧密，将负压引流瓶置于安全处，松卵圆钳；打开输液器开关，调节冲洗速度	
		3	保持负压引流瓶低于患者50 cm	
		5	再次查对，撤除用物，协助患者取合适的卧位，整理床单位，观察引流液量、颜色、性质，询问患者需要	
	操作后整理 （5分）	2	悬挂关节腔冲洗标志，指导、交代患者注意事项	
		1	使用后用物分类处置	
		1	洗手，取口罩	
		1	记录	
评价（5分）	5	患者体位适当，卧位舒适，持续冲洗引流通畅、有效；动作轻柔，有爱伤观念；操作熟练，程序流畅；床单位整齐，平整	
提问（5分）	5	回答关节腔灌洗技术的相关问题	
总分			

监考教师：　　　　　　　　　　考核时间：

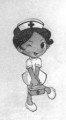

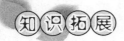

1. 关节腔灌洗护理的注意事项

（1）确保引流瓶的妥善固定。将引流瓶置于患者置管部位的外侧的床旁，严禁牵拉。

（2）保持冲洗液出入平衡，冲洗管道通畅。应注意负压引流器内负压是否充足，引流管不可受压、不可扭曲；若关节局部肿胀、敷料潮湿、出现渗液，或关节局部无肿胀、敷料干燥，引流出量小于冲洗入量，均提示引流管不畅，应及时通知医生处理。

（3）防止逆行感染。每日更换输液器和负压引流器，严格无菌操作，保持灌洗液瓶高度距患肢 60～70 cm，负压引流瓶位置低于患肢 50 cm。

（4）合理调节灌注液的滴速。置管后 12～24 小时内应快速滴入，80 滴/分，不可过快，以免引起局部疼痛与水肿，过慢后脓液稀释度降低，引流速度慢，可以导致引流管堵塞。随着引流液颜色的变淡逐渐减慢滴数，减慢至 60 滴/分，并逐渐减少灌注量，直至引流液变得澄清。

（5）确保引流管周围皮肤的安全。观察引流管周围皮肤的情况，有无红肿、水泡。如有石膏或绷带，还应密切注意有无渗血、渗液。如有异常，报告医生。

（6）关节腔感染患者，行关节冲洗液培养，连续三次阴性可考虑拔管。

2. 功能锻炼

（1）灌洗期间指导并鼓励患者作患肢肌肉的等长收缩练习，每日 3～4 次，每次 3～5 分钟。以防肌萎缩及深静脉血栓形成。

（2）拔管后即可进行 CPM 功能锻炼，从 30°开始，以患者的耐受为可，循序渐进，逐日增加 3°～5°。同时配合骨创伤治疗仪、理疗、红外线等，每日 2 次，每次 20～40 分钟。

（3）拔管 3 天后，指导患者进行主动功能锻炼，协助关节屈伸运动，每日 3 次，每次 5～10 分钟。根据关节功能改善及肌力恢复情况，逐步增大活动量及活动时间。

（4）患者多因疼痛不愿进行主动功能锻炼，管床护士应认真做好宣教工作及心理护理，有计划地督导患者进行康复锻炼，应积极让患者进行关节的主动和被动功能锻炼，鼓励患者日常生活自理。

3. 出院指导

告知患者出院后日常生活中，不可疲劳过度，要增强营养，提高机体免疫力。若再次出现关节疼痛，功能障碍，及时到医院检查治疗，必要时采取外科手术治疗。

（高凤云）

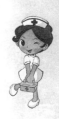

实训 6　轴线翻身法

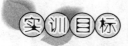

1. 能说出轴线翻身的目的及其注意事项。
2. 能正确为患者进行轴线翻身。
3. 操作中注意保护患者,体现出对患者的关爱。

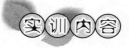

（一）轴线翻身目的

1. 协助颅骨牵引、脊椎手术、脊椎损伤、髋关节术后的患者在床上翻身。
2. 保持脊椎平直,预防脊椎再损伤及关节脱位。
3. 预防压疮,增加患者舒适感。

（二）操作准备

1. 操作前评估与指导　了解患者病情、意识状态、有无约束、是否有颅骨牵引、脊柱损伤、脊椎手术、髋关节手术,以及患者的语言沟通能力、活动能力等;对清醒患者解释翻身目的、方法、配合要点,取得合作;观察患者损伤位置及严重程度,伤口大小,各种管路是否通畅、是否妥善固定等。

2. 操作前准备

（1）护士准备:着装整洁,修剪指甲,清洗双手,戴口罩、帽子。患者有颈椎损伤时操作者需三人,无颈椎损伤时可两人操作。

（2）患者准备:对清醒患者,自我介绍,患者无骨折或脱位部位局部疼痛,解释翻身目的、方法、配合要点,取得合作。翻身的时候,如有不适,及时通知医护人员。

（3）用物准备:治疗车,翻身软枕 2 个,快速手消毒液,翻身计划单。有颈椎疾患者:增加小沙袋 2 个,气垫枕。

（4）环境准备:环境宽敞,便于操作,病床刹车良好,床护栏完好适用,病室安静清洁、

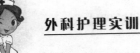

光线充足,温暖舒适,关闭门窗或使用屏风,适当遮蔽患者。

(三)实施要点

操作流程	图　解
1. 护士携用物(图7-6-1)来到患者床旁。	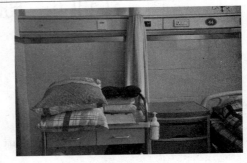 图7-6-1
2. 核对、解释,取得配合。	
3. 固定病床刹车,移去患者头下气枕,松开被尾;嘱患者双手臂环抱于胸前,双膝屈曲。若四肢活动障碍的患者应协助其摆放体位(图7-6-2)。 　　注意:①为手术后患者翻身时,应检查敷料有无脱落,如分泌物浸润敷料,应先更换,带有导管的患者先将各种引流导管、输液装置妥善固定。②必要时将盖被折叠于床侧或床尾,移开床旁桌椅,拉起对侧护栏,取下床头板。并予解释"翻身的时候,有什么不舒服,请及时告诉我"。③颈椎疾患者:一操作者双手固定患者头部,并沿纵轴向上略加牵引,另一人取出垫在患者头下的薄枕。	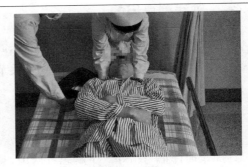 图7-6-2

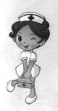

操作流程	图　解
4. 颈椎疾患者　三位操作者将患者平移至操作者近侧。 　　（1）头侧法：三位操作护士均站在患者同侧，第一操作者站在患者头端，双手抓住患者肩部，前臂紧贴患者耳部，双臂夹紧，使患者头部固定与操作者两臂之间（图7-6-3）；第二操作者将双手分别置于患者肩部、腰部；第三操作者将双手分别置于腰部、臀部；使头、颈、肩、腰、髋保持在同一水平上，一人口号，三人同时将患者平移至操作者同侧床旁（图7-6-4）。 　　（2）旁侧法：第一操作者站在患者一侧床头，用双手固定患者头部和颈部，沿纵轴向上略加牵引，使头、颈随躯干一起缓慢移动（图7-6-5）；第二、第三操作者同头侧法。 　　注意：①操作正确熟练、节力，动作轻柔。②患者无颈椎损伤时，可由两位操作者完成轴线翻身。	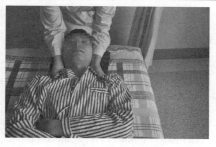 图7-6-3 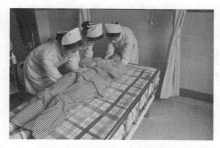 图7-6-4 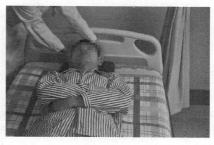 图7-6-5
5. 头、颈随躯干一起缓慢移动，三人同时用力将患者翻转至侧卧位（图7-6-6）。 　　注意：①翻转患者时，使头、颈、肩、腰、髋保持在同一水平上。②翻身角度不要超过60°，避免由于脊柱负重增大而引起关节突骨折。③翻身时注意患者保暖并防止坠床，避免拖拉，保护局部皮肤。	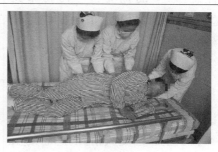 图7-6-6

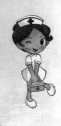

操作流程	图　解
6. 检查患者受压部位皮肤,伤口敷料有无渗血,引流管是否固定通畅。	
7. 垫软枕　将一软枕放于患者背部,另一软枕放于两膝之间,头部两侧放置沙袋,在肩颈下垫气枕(图7-6-7)。 注意:①患者双腿自然屈曲位,检查并安置患者肢体、关节是否处于功能位置。②保持头部牵引,垫好枕头,使患者安全、舒适。③侧卧都要使头向后伸,并使颈椎和躯干成一条线,不向左右偏斜或扭转,患者近侧手放于头侧,对侧手于腹部。④操作中密切观察病情。	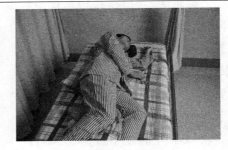 图7-6-7
8. 整理床单位。拉起护栏,装好床头板,将床归位并固定(图7-6-8)。	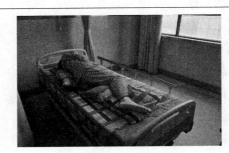 图7-6-8
9. 指导、交代患者注意事项;对使用后用物进行分类处置。 注意:取下的枕套丢入污物布类桶,送洗衣房消毒处理。其他用物处理同压疮的护理。告知患者如有不适,及时通知医护人员。	
10. 洗手,填写翻身卡。 注意:在护理记录单上记录翻身日期、时间、受压部位皮肤情况、患者的反应等,并签全名。准确记录翻身时间,操作后,查对患者信息。观察呼吸和全身受压皮肤情况。	

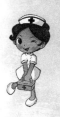

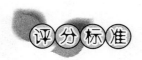

轴线翻身法评分标准

班级：　　　　　　姓名：　　　　　　学号：　　　　　　得分：

项　目	分值	操作实施要点	得分及扣分依据
素质要求 （10分）	4	仪表端庄,服装整洁	
	6	沟通技巧:表情自然,语言亲切、流畅、通俗易懂,能完整体现护理要求及对患者的关爱	
评估与指导 （10分）	3	核对患者,向患者做好解释,取得合作	
	1	环境宽敞,便于操作	
	3	了解患者病情、意识状态及配合能力	
	3	观察患者损伤部位、伤口情况和管路情况	
操作过程	操作前准备 （10分）	2	护士准备:着装整洁,修剪指甲,洗手、戴口罩、帽子
		5	物品准备:备齐用物（少备一种扣1分,扣完为止）	
		1	环境准备:环境宽敞,便于操作,光线充足,温暖舒适	
		2	患者准备:解释翻身目的,取得患者配合	
	操作中 （50分）	2	查对患者再次解释
		5	固定病床刹车,移去患者枕头,松开被尾	
		5	嘱患者双手臂环抱于胸前,双膝屈曲,若四肢活动障碍的患者应协助其摆放体位	
		3	三位护士分别站于患者同侧（颈椎疾患旁侧法）	
		10	第一位操作护士固定患者头部,沿纵轴向上略加牵引,使头、颈随躯干一起缓慢移动;第二位操作护士将双手分别置于肩部、腰部;第三位操作护士将双手分别置于腰部、臀部,使头、颈、肩、腰、髋保持在同一水平线上	
		10	将患者平移至操作者同侧床旁,翻转至侧卧位,将患者受压肩部轻轻向外拉出,置舒适卧位 （患者无颈椎疾患者,可由两位护士完成轴线翻身,省去固定患者头部的护士）	
		5	检查患者受压部位皮肤,伤口敷料有无渗血	
		5	将一软枕放于患者背部,另一软枕放于两膝之间,头部两侧放置沙袋,在肩颈下垫薄枕	
		5	若有引流管、尿管等管路的患者,妥善固定各种管路并保持通畅	
	操作后整理 （5分）	1	帮助患者取舒适卧位并询问患者是否舒适
		1	整理床单位,上好床护栏	
		1	洗手	
		2	填写翻身卡,正确记录时间	
评价 （10分）	3	操作顺序正确、熟练,使用节力原则	
	7	翻身时保持脊椎平直,维持脊椎的正确生理弯度	
提问（5分）	5	轴线翻身的目的;轴线翻身的注意事项	
总分			

监考教师：　　　　　　　　　　　　考核时间：

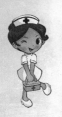

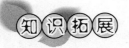

轴线翻身注意事项

1. 移动患者时应注意保持脊椎平直,以维持脊柱的正确生理弯度,避免由于躯干扭曲,加重脊柱骨折、脊髓损伤和关节脱位。

2. 翻身角度不可超过60°。一般来说,90°时患者往往难以接受,因一侧肢体受压,患者肢体发麻及疼痛难以坚持长久。45°~60°时患者感到舒适,同时又避免了局部皮肤长期受压。开始先翻至45°,然后逐渐增大翻身角度至60°,使患者逐渐适应。脊柱侧凸矫治手术后翻身的角度不可超过60°,避免由于脊柱负重增大而引起上关节突骨折。

3. 减少不必要的翻身。给患者擦澡、换药、注射尽量与翻身时间同步进行按时翻身,白天1~2小时翻身一次,不可超过2小时,夜晚可适当延长时间以保证患者睡眠。翻身次数应白天勤,夜晚少。

4. 翻身后注意摆正患者的功能位。如使双足保持踝关节90°,一是使患者舒适;二是预防足下垂,关节畸形等并发症。

5. 颈椎疾患者,无论平卧或侧卧都要使头向后伸,并使颈椎与躯干成一直线,不向左右偏斜或扭转。

6. 颅脑手术后,一般只能卧于健侧或平卧。

7. 颈椎和颅骨牵引的患者,翻身时不放松牵引,翻身时注意颅骨牵引器不要碰撞床铺或栏杆而使牵引滑脱。

8. 石膏固定或伤口较大的患者,移动时,注意保护受伤部位不得伸屈、旋转,防髋内收、防止足下垂,翻身后应将患处放于适当的位置,防止受压。

9. 翻身时注意为患者保暖并防止坠床。

10. 准确记录翻身时间。

(高凤云)

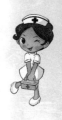

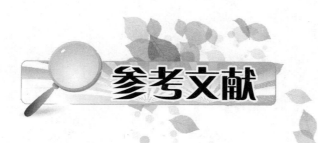

[1] 中华人民共和国卫生部. 医务人员手卫生规范. 2009

[2] 马美丽, 丁金钰等. 50 项护理技术操作流程及评分标准. 北京: 军事医学科学出版社, 2013

[3] 中华人民共和国卫生部. 手术安全核查制度. 2010

[4] 中华人民共和国卫生部, 中国人民解放军总后勤部卫生部. 临床护理实践指南(2011 版). 北京: 人民军医出版社, 2011

[5] 章泾萍. 临床护理技能操作规程. 北京: 军事医学科学出版社, 2012

[6] 李晓玲, 白阳静. 外科护理技术. 北京: 人民卫生出版社, 2011

[7] 蒲丹. 术前备皮的研究进展. 四川医学, 2009, 7(30): 1160 - 1161

[8] 李惠萍, 章泾萍. 外科护理学. 合肥: 安徽大学出版社, 2011

[9] 章晓幸. 临床护理技能操作规程. 上海: 同济大学出版社, 2008

[10] 王益锵. 护理质量评价标准. 北京: 中国科学技术出版社, 2005

[11] 吴在德, 吴肇汉. 外科学. 第 7 版. 北京: 人民卫生出版社, 2008

[12] 李乐之, 路潜. 外科护理学. 第 5 版. 北京: 人民卫生出版社, 2012

[13] 刘小明, 张月娟等. 护理技能分册. 长沙: 湖南科学技术出版社, 2008

[14] 田玉凤, 沈曙红. 实用临床护理指南. 第 2 版. 北京: 人民军医出版社, 2011

[15] 宋瑰琦, 秦玉霞. 临床护理技术操作与质量评价. 合肥: 中国科技大学出版社, 2008

[16] 赵德伟等. 外科护理. 北京: 高等教育出版社, 2010

[17] 李乐之等. 外科护理学实践与学习指导. 北京: 人民卫生出版社. 2012

[18] 中华医学会. 临床技术操作规范. 骨科学分册. 北京: 人民军医出版社, 2011

[19] 章泾萍. 临床实用引流护理及置管操作规程. 合肥: 安徽科学技术出版社, 2009

[20] 常用 50 项护理操作技术. 北京: 中华医学电子音像出版社, 2008